图说中国公民健康素养

66 条

TUSHUO
ZHONGGUO GONGMIN
JIANKANG SUYANG
66 TIAO

主 审 曾 强
主 编 洪海鸥 陈 刚

U0244549

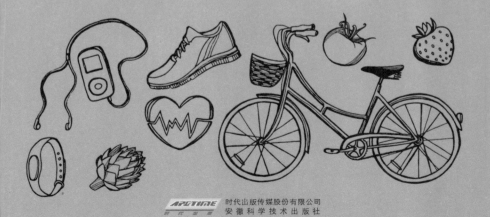

APCTIME
时代出版传媒股份有限公司
安徽科学技术出版社

图书在版编目(CIP)数据

图说中国公民健康素养 66 条 / 洪海鸥,陈刚主编.
--合肥:安徽科学技术出版社,2018.6(2024.3 重印)
ISBN 978-7-5337-7582-7

Ⅰ.①图… Ⅱ.①洪…②陈… Ⅲ.①健康教育-中国-通俗读物 Ⅳ.①R193-49

中国版本图书馆 CIP 数据核字(2018)076380 号

图说中国公民健康素养 66 条 主编 洪海鸥 陈 刚

出 版 人:王筱文　　选题策划:杨 洋　　责任编辑:杨 洋
责任校对:张 枫　　责任印制:梁东兵　　装帧设计:武 迪
出版发行:安徽科学技术出版社　　http://www.ahstp.net
　　(合肥市政务文化新区翡翠路 1118 号出版传媒广场,邮编:230071)
　　电话:(0551)63533330
印　　制:永清县晔盛亚胶印有限公司　　电话:(0316)6658662
(如发现印装质量问题,影响阅读,请与印刷厂商联系调换)

开本:880×1230　1/32　　印张:4.5　　字数:90 千
版次:2018 年 6 月第 1 版　　2024 年 3 月第 8 次印刷

ISBN 978-7-5337-7582-7　　　　　　定价:58.00 元

编委会

序　一

中华医学会健康管理学会终身荣誉主任委员
中国健康促进基金会终身荣誉理事长

　　近十年来，我和众多专家、学者以及健康管理医学服务的从业者，致力于推动我国管理学科与行业的健康可持续发展，其认识源于对慢性病防控的理解。我们始终认为解决我国慢性病防控、提高国民健康水平问题的关键在预防，重点在基层主要手段是健康管理，特别是危害国民健康问题的重大疾病更应以预防为主，早防、早诊、早治。我们行动的动力在于，我们坚信在政府的主导下，在全社会的共同努力下，建立产学研用相结合的机制和充分发挥市场的作用，使健康管理在慢病防控中彰显出不可替代的重要作用，这一点一定会得到社会的认可和接受。

　　《"健康中国 2030"规划纲要》和《中国防治慢性病中长期规划(2017—2025 年)》相继颁布，吹响了以提高人民健康水平为核心，全方位、全周期保障人民健康的战斗号角，开启了"健康中国"建设的新纪元、新征程，为我们新时代开展健康管理指明了方向。我国健康管理迎来了难得的新的发展机遇和新的挑战。我们要抓住机遇，迎接挑战。在习近平新时期中国特色社会主义思想的指导下，以普及健康生活、优化健康服务完善健康保障、建设健康环境、发展健康产业为重点指导思想，紧紧围绕当前健康管理发展的难点弱点和瓶颈问题，发挥群体优势，聚力前行，抱团创新，不断促进人才快速成长，大力提高健康管理医学服务的品质和能力，使我国的健康管理医学服务和相关产业在较短时间内能够得到更好更快的发展,为建设"健康中国"贡献我们的力量。

　　开展健康管理医学服务,很重要的环节是面向民众开展健康教育,提高民众的健康素养和自我健康—管理的能力。《图说中国公民健康素养66条》一书的出版,为我们提供了很好的宣教村料,契合了当前健康管理与健康促进的时代需求,将为助力健康中国发挥积极作用。好风凭借力,扬帆正起航。

序 二

中华医学会健康管理学分会主任委员
解放军总医院健康管理研究院主任
《中华健康管理学杂志》主编

  健康，是国民的立身之本。让人民群众公平地享有全方位、全周期的健康服务，就要倡导人民群众树立大卫生、大健康观念，养成健康文明的生活方式；就要建立健全我国健康教育体系，提升全民的健康素养，进而才能真正落实《"健康中国 2030"规划纲要》的目标，保障人民群众对健康的追求。

  健康素养是指个人获取和理解基本健康信息和服务，并运用这些信息维护和促进自身健康的能力。第六次全国城乡居民健康素养调查结果显示：2016 年中国居民健康素养水平仅为 11.58%，这说明我国居民健康素养水平总体仍然较低，且城乡、地区、人群间发展不均衡，人民群众对各类健康问题的认识水平不统一；健康生活方式与行为素养的提升进程仍较慢。因此，向大众宣传和普及健康知识，推进健康教育进程是当务之急！

  由中国科学技术大学附属第一医院(安徽省立医院)编写的《图说中国公民健康素养 66 条》以图文并茂的形式，对中国公民健康素养 66 条的内容作了通俗的讲解。我主审了全书，认为本书有以下特点：一是科学性，本书编写立足科学性，着眼普及性，全书具有鲜明的科普特色，知识含量较高。二是人文艺术性，全书融知识性、哲理性、趣味性、故事性于一体，构思巧妙，引人入胜。漫画配图巧妙形象地演绎了健康素养 66 条的内容，使读者在轻松的阅读中引起对健康的思考，在不知不觉中提高了健康知识素养。三是实用性,内容通俗易懂,切合大众文化水平,使大众看得懂、学得会、用得上, 对广大读者提高健康素养水平和健康技能具有重要的指导作用。

　　提高全民健康素养,实现全面健康的目标,不仅需要传播健康知识和技能,更需要通过健康支持性环境的构建、健康管理行为的塑造来不断提高全民的健康意识,营造良好的健康文化氛围,引导人民群众将健康作为持续追求的一种社会时尚。希望本书在传播健康文化、提高大众健康素养中成为广大读者的良师益友,为"健康中国"的实现发挥更大的作用!

目　　录

一、基本知识和理念

TUSHUO
ZHONGGUO GONGMIN
JIANKANG SUYANG
66TIAO

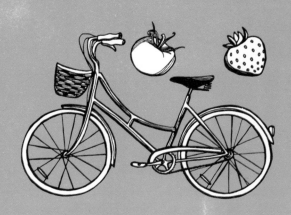

健康素养第 1 条

健康不仅是没有疾病或虚弱,而是身体、心理和社会适应的完好状态

● **健康是什么?**

健康不仅是没有疾病或虚弱,而是身体、心理和社会适应的完好状态。

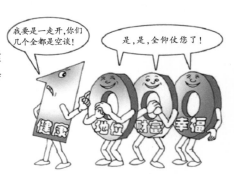

世界卫生组织提出健康包括 3 个方面,即身体、心理和社会适应的完好状态。其中,社会适应是指通过自我调节来保持人与环境、社会及在人际交往中的均衡与协调。

心理健康:包括 6 个方面。

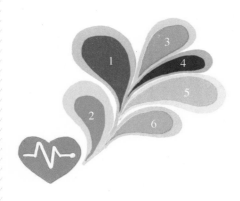

1.能认识自我,悦纳自我;
2.面对现实,适应环境;
3.乐于学习、工作;
4.人际关系和谐、融洽;
5.情绪乐观、稳定;
6.人格完整。

社会适应能力:体现在 4 个方面,即社交能力、处事能力、人际关系能力和专业技术能力。

√ 社交能力

处理各种关系:如同事、朋友关系等,人际交往中需要真诚,保持良好心态。

√ 处事能力

逆向思维能力、换位思考能力、总结能力、方案制订能力、岗位变化承受能力……

√ 人际关系能力

能建立并保持社会关系,能察觉别人的感情、思想、动机、行为与生活方式,能参与团队合作。

√ 专业技术能力

专业知识、职业素养……

● 记住几组"爱心数字":140、6、543、0、268。

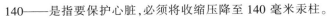

140——是指要保护心脏,必须将收缩压降至 140 毫米汞柱。

6——是指空腹血糖应降至 6 毫摩尔/升。

543——是指血脂达标值。低危人群,总胆固醇水平必须小于 5 毫摩尔/升;患糖尿病或吸烟者,总胆固醇水平必须小于 4 毫摩尔/升;同时有这两种疾病者应将总胆固醇水平降至 3 毫摩尔/升以下。

0——零吸烟。

268——是指腰围数值,医学界建议中国男性应将腰围控制在 2.8 尺(约 94 厘米)以下,女性应控制在 2.6 尺(约 87 厘米)以下。

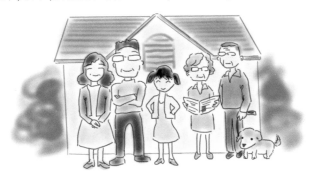

健康素养第 2 条

每个人都有维护自身和他人健康的责任，健康的生活方式能够维护和促进自身健康

● **为什么说维护健康也是个人责任呢？**

维护健康可以节约一大笔金钱和社会资源。个人不仅要自身健康，还应促进他人健康。

> 健康是人全面发展的基础，关系千家万户的幸福，关系社会和谐的实现。

● **怎样做到健康呢？**

√ 树立健康新观念；
√ 养成健康的生活方式，做到适量运动、合理膳食、戒烟限酒和心理平衡。

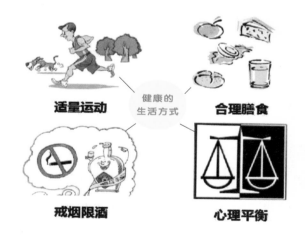

适量运动——是指运动方式和运动量适合个人的身体状况。
合理膳食——是指能保证全面、均衡营养的膳食。
戒烟限酒——是指禁止吸烟(包括吸入二手烟)、少量饮酒。
心理平衡——是指保持积极、乐观的心态，与人为善。

💡 合理膳食"八字方针"要记牢

调整：调整进食顺序，先吃水果后吃饭；
维持：摄入高纤维素，维持食物多样化；
控制：控制肉类、油、盐的摄入量；
增加：增加摄入水果、奶制品、谷类及薯类食物。

吸烟、酗酒对身体危害多！

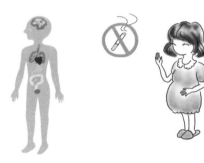
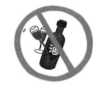

吸烟者，无论吸烟多久，都建议戒烟，且越早越好。二手烟对孕妇和儿童的伤害尤为严重。

拒绝酗酒——成年男性一天饮用的酒精量不超过 25 克，成年女性不超过 15 克。

最后，保持心理平衡和情绪稳定！

心理平衡，是指一种良好的心理状态，即能够恰当地评价自己，应对日常生活中的压力，有效地工作和学习。

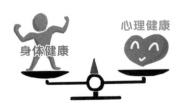

3

健康素养第 3 条

环境与健康息息相关,保护环境,促进健康

很多疾病的发生都与环境污染有很大关系。严重的雾霾、被污染的水土资源、嘈杂的环境都是危害健康的重要因素。因此,从这个意义上来说,保护环境就是促进我们的健康。

● 我们身边的环境问题有哪些?

主要有海洋污染、水资源短缺与水污染、能源短缺与大气污染、城市垃圾及固体废物污染。

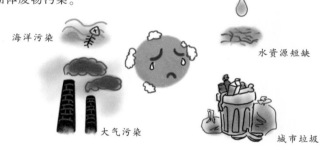

海洋污染

水资源短缺

大气污染

城市垃圾

● 近几年来,雾霾成为人们越来越关注的环境问题。

什么是雾霾?

雾和霾都是漂浮在大气中的粒子,两者均可使能见度恶化而形成气象灾害,但它们的组成和形成过程完全不同。

雾是指大量微小水滴浮游空中;霾是指大量极细微的干尘粒等均匀地浮游在空中。

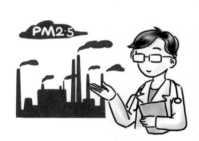

目前雾霾主要泛指空气污染,其中 PM2.5 是造成雾霾天气的"元凶"。

雾霾从哪里来？PM2.5 是什么？

雾霾主要来源于工业废气、汽车尾气、家庭燃烧生物燃料等。PM2.5 是大气中等效粒径小于 2.5 微米的颗粒物总称。

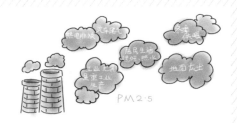

PM2.5 对我们的健康有哪些危害？在生活中人们应该怎样做好防护？

各个系统	主要表现
呼吸系统	PM2.5易沉积在肺泡区，溶入血液，作用于全身；其不溶性部分沉积在肺部，诱发或加重炎症
心血管系统	PM2.5刺激肺内迷走神经，造成自主神经系统紊乱而使心脏发生损害
血液系统	PM2.5造成凝血异常，导致心血管事件发生
生殖系统	PM2.5上附着很多重金属及多环芳烃等有害物，易导致胎儿宫内发育迟缓和婴儿低出生体重

● 面对这些问题，我们怎样保护环境？

对政府而言：
全面深化改革，促进经济转型，完善法律法规。

对企业而言：
加强节能减排，推动技术革新，加快产业升级。

对个人而言：
转变环保观念，积极采取行动，提升公民环保意识。

4

健康素养第4条

无偿献血，助人利己

● 什么是无偿献血？

关于无偿献血，你要知道：

血液不能生产，不能买卖。这种被人们称为"生命之河"的宝贵物质，目前还只能从健康、适龄的人体中获取。只有无偿献血，才能保证输血安全。医学上，输血是不可替代的治疗方式。

√ 可用于补充在手术或意外中丢失的血液；

√ 可用于纠正贫血，如地中海贫血；

√ 可用于补充其他血液成分，如血小板等。

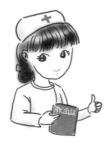

无偿献血是指公民为拯救他人生命，志愿将自身的血液无私奉献给社会公益事业，而献血者不向采血单位或其他组织或个人领取任何报酬的行为。

● 献血对健康有影响吗？

答案是——不影响！

适量献血是安全、无害的。健康成年人，每次全血的采血量为200~400毫升，每次采集间隔期不少于6个月。

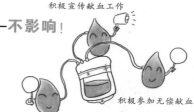

积极宣传献血工作

积极参加无偿献血

理解无偿献血的重要性

适量献血对身体可产生哪些影响？

可预防、缓解高黏血症,延缓心脑血管疾病的发生:长期适量献血,可使血液黏稠度明显降低。

可促进、改善心理健康:献血者乐于助人的心态,可使其始终处于良好的心理状态中。

献血小知识

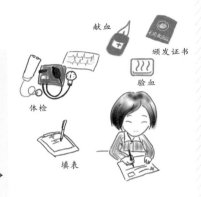

献血需要满足哪些条件？

献血年龄为 18–55 周岁,经体检身体合格者,年龄可延长至 60 周岁。

献血的流程是什么？

填表→体检→验血→合格者献血→献血者休息→颁发献血证

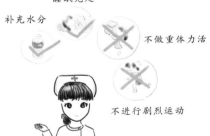

献血前,需要注意些什么？

√ 献血前,适当休息,保证睡眠充足,不做剧烈运动。

√ 献血前,注意饮食清淡,不吃油腻食物,不饮酒,不要空腹献血。

√ 献血前 3 天不要服药。

★TIPS： 无偿献血的公民可按献血量的 2 倍免费用血;

公民无偿献血达 1 000 毫升的,终身享受免费用血;

无偿献血的公民,其配偶和直系亲属等量半价或免费用血。

(安徽省无偿献血者优惠用血政策)

健康素养第5条

每个人都应当关爱、帮助、不歧视病残人员

艾滋病、乙肝等传染病病毒携带者和精神疾病患者，以及残疾人都应得到全社会的理解、关注和帮助。正确地对待他们，不仅是人类文明的表现，也是我们构建和谐社会的重要组成部分。

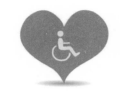

不歧视传染病患者

在生活、工作、学习中，不歧视艾滋病、乙肝等传染病病毒携带者和患者，鼓励他们和疾病做斗争，积极参与疾病的防治工作。

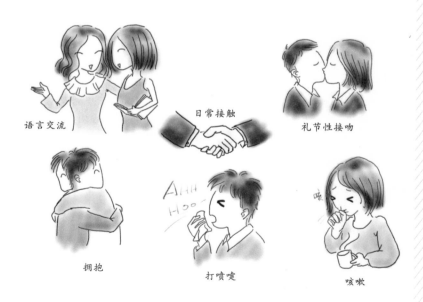

语言交流

日常接触

礼节性接吻

拥抱

打喷嚏

咳嗽

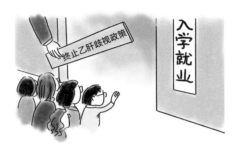

日常接触不会传染乙肝、艾滋病等。

⬤ 帮助精神疾病患者

怎样帮助精神疾病患者？

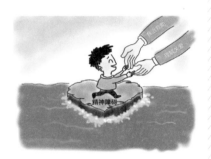

√ 对精神疾病患者，要帮助他们回归家庭、社区和社会；

√ 患者的家庭成员要积极帮助他们接受治疗和康复训练，担负起照料和监护的责任；

√ 接纳康复后的精神疾病患者。

⬤ 帮助残疾人

残疾人群是需要全社会关注的特殊人群，对他们应实行三级预防。

一级预防：防患于未然	二级预防：既病防变	三级预防：阻止进展
免疫接种 预防性咨询与指导 预防性保健 远离危险因素 精神卫生管理 倡导健康的生活方式等	及早发现伤病 定期健康检查 控制危险因素 积极治疗 早期康复治疗	进行康复咨询 开展康复训练 使用辅助器具 支持性医疗与护理 手术治疗 构建无障碍环境

6

健康素养第6条

定期进行健康体检

● 什么是健康体检？

健康体检是指通过医学手段和方法采取的、对受检者进行身体检查的诊疗行为,其目的是了解受检者的健康状况、早期发现疾病线索以及筛查健康隐患。

● 健康体检和医疗体检的区别？

健康体检	医疗体检
为健康人服务	为患者服务
以治未病为指导思想	以治病为指导思想
目的为筛查疾病	目的为治疗疾病
根据年龄选择不同项目的体检	根据疾病选择不同项目的体检
体检后出具体检报告	治疗后出具病历

● 为什么要进行健康体检？

健康体检有利于早期发现疾病线索或了解已患疾病的现状。

● 不同人群如何进行健康体检？

问卷问诊——人体"健康天气预报"

√ 生活方式:饮食习惯、烟酒嗜好、运动、体力活动、生活起居等。

√ 个人史:既往疾病史、手术史、用药、输血及过敏史、女性月经、婚育史等。

√ 家族史:遗传病史、慢性病家族史等。

√ 健康体检史:首次体检时间、主要阳性发现、跟踪管理处置情况等。

	青年	中年	老年
体检要求	无特殊情况下,只做基础检查项目	重点检查项目是心、肺、肝、胆、胃等重要器官	全面系统地接受健康体检
体检方案	传染性疾病:肝炎、肺结核,泌尿系统感染,因不当生活方式而引起的疾病	血糖、血脂情况及肝肾功能,B超检查了解腹部器官情况,筛查癌症	基础常规检查、心电图、超声心动图、脑血流图检查

★TIPS：30 岁前最好每 2 年体检 1 次,中年人最好每年体检 1 次,老年人每年最少体检 2 次。
癌症高危人群,要选好体检组合。

个性化体检？

健康体检可采用"1+X"的模式:
"1"是基本体检项目,也是形成健康体检报告及个人健康管理档案的必需项目,包括健康体检自测问卷、体格检查、血尿粪常规检查、妇科、牙科等。
"X"是指专项体检项目,主要是针对不同年龄、性别及慢性病风险的个体,进行专项筛查的项目。

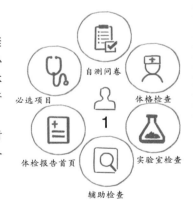

自测问卷

必选项目

体格检查

1

体检报告首页

实验室检查

辅助检查

★TIPS：定期健康体检,有助于早期发现疾病、早期得到诊断,从而获得早干预、早治疗。

7 健康素养第 7 条

健康成人的血压、体温、呼吸和脉搏

● **健康的概念是什么？**

世界卫生组织认为，健康不仅是没有疾病、不虚弱，还包括身体、心理和社会适应 3 个方面。

● **健康成人血压应该控制在什么水平？**

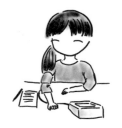

正常血压：<140/90 毫米汞柱
理想血压：120/80 毫米汞柱

● **如何测量血压？**

测血压前：

不饮酒、不喝咖啡和浓茶、不吸烟，并保持精神放松；

保持室内温度适宜，安静休息 5~10 分钟后开始测量；

被测者者呈坐位或卧位，保证肘部及上臂与心脏位于同一平面；

右上臂连续测量血压时，每次间隔时间最好为 1 分钟以上，取所有测量值的平均值为血压值。

（注意记录测量结果，以便与医生沟通）

监测频率：初始阶段或评价疗效时，建议连续测量 7 天。

每天早（6:00~9:00）、晚（18:00~21:00），各测量 1 次，每次测量 2~3 遍，取平均值为测量值，并长期监测。如血压稳定且达标，建议每周定期测量 1~2 天，如血压未达标或不稳定，应适当增加测量的频率。

体温

健康成人体温的正常值：

腋下温度范围为 36~37℃，口腔舌下温度范围为 36.3~
37.2℃，直肠温度比口腔温度高 0.3~0.5℃。

呼吸

正常成人每分钟呼吸 16~20 次；呼吸与脉搏之比是 1:4，
即每呼吸 1 次，脉搏搏动 4 次。

小儿呼吸较成人快，每分钟 20~30 次；新生儿呼吸频率
每分钟可达 44 次，随着年龄的增长，频率逐渐减慢。

脉搏

安静状态下，心跳速度即每分钟脉搏次数，但有时心脏
搏动较弱会导致脉搏测不到，使测得的心率次数大于脉
率。注意：脉率绝不会大于心率。

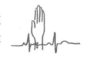

怎样进行心率的保健？

运动
参加适合自己的运动，就会
使静息心率变慢。

改正不良的生活方式
熬夜、吸烟、饮酒均可使静息
心率加快。

保持适当体重
肥胖可加重心脏负担，使心
率加快。

积极治疗基础疾病
遵医嘱，对症治疗，并定期
复查。

保持心态平和
生活中保持积极、乐观的心态，保持情绪稳定，不着急、少生气。

健康素养第 8 条

接种疫苗是预防一些传染病最有效、最经济的措施

接种疫苗是预防一些传染病最有效、最经济的措施，但成功率并非是100%。大量研究证实，即使接种疫苗后发病，相对于不接种疫苗者，其患病后的临床表现要轻得多。儿童出生后应当按照免疫程序接种疫苗。

疫苗是什么？

疫苗是利用病原微生物(如病毒或细菌)及其代谢产物，经过人工减毒、灭活或基因工程等方法制成的，用于预防疾病的自动免疫制剂。

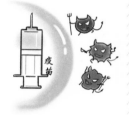

疫苗如何来保卫我们的健康呢？

预防接种是指把疫苗通过适宜的途径(注射、口服等)输入到健康人体内，使人在不发病的情况下，获得对相应传染病的特异免疫力，从而预防相应传染病的发生。

哪些人群需要接种疫苗？

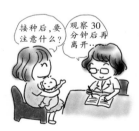

接种后，要注意什么？

观察30分钟后再离开…

以下四类人群都需要接种疫苗。

儿童：常规免疫疫苗、第二类疫苗；
成人：流感疫苗、肺炎疫苗、乙肝疫苗等；
被犬、猫等咬伤的人：狂犬病疫苗；
与传染病患者密切接触的人群：相应传染病疫苗。

● 目前,接种的疫苗主要有哪些呢?

疫苗的种类非常多,目前疫苗分为两大类,即第一类疫苗和第二类疫苗。

★TIPS: 第一类疫苗是免费接种的,必须同时满足两个条件:一是政府购买的疫苗,二是政府指定的接种对象。这是通过国家免疫规划来确定的。
第二类疫苗以自愿自费的原则接种。不是政府购买的疫苗都是第二类疫苗。

● 如何为孩子进行预防接种?

第一步,办理预防接种证。
第二步,到接种门诊按时接种疫苗。

注意:儿童离开原居住地期间,由现居住地承担其预防接种工作。

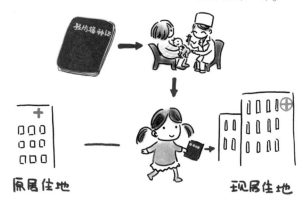

所有儿童在 0-6 岁期间,共免费获得 11 种疫苗 22 剂次的预防接种服务。

√ 预防接种实行属地管理;
√ 携带证件按时接种;
√ 主动如实反映接种情况;
√ 接种后留观 30 分钟,对一般反应无须惊慌;
√ 如发现被接种者出现明显不适,应立即就诊。

健康素养第 9 条

预防流感的基本知识与技能

什么是流行性感冒？

流行性感冒（简称流感）是指由流行性感冒病毒引起的急性发热性呼吸道传染病，经飞沫传播。临床表现为突然畏寒、高热、头痛、全身酸痛、体弱乏力等全身中毒症状，而呼吸道症状较轻。

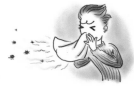

流感病毒可分为甲型、乙型、丙型。甲型及其亚型病毒是引起人类流感传播的主要型别；乙型病毒仅会引起局部小流行及散发；丙型主要侵犯婴幼儿，造成散发病例。

流行性感冒与普通感冒有哪些区别？

	普通感冒	流行性感冒
病原体	呼吸道合胞病毒、腺病毒、鼻病毒、冠状病毒、副流感病毒等	流感病毒
传染性	传染性弱	传染性强，患者成批出现
临床症状	以呼吸道症状为主，伴低热，全身症状轻	全身症状较重，呼吸道症状相对较轻
人群易感性	因受凉、淋雨或过度疲劳而诱发	人群普遍易感

流行性感冒的传染源有哪些？

√ 流感患者；

√ 隐性感染者：潜伏期末即有传染性，发病初 2~3 天传染性最强，排毒时间可长达病后 7 天。

● **流行性感冒是如何传播的？哪些人群易被感染？**

通过飞沫传播，或接触被流感病毒污染的物品，或直接接触患者而传播。
有两类人群易被感染：新生儿和有慢性疾病的老年人群。

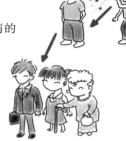

● **得了流行性感冒怎么办？**

√ 卧床休息，避免劳累；
√ 注意营养，多喝开水；
√ 外出时佩戴口罩，并及时就医；
√ 使用抗流感病毒药物。

通过飞沫传播

● **哪些人群需要接种流感疫苗？**

下列人群可考虑接种流感疫苗：
怀孕 3 个月以上的孕妇；6–23 个月龄的婴幼儿；2–5 岁的儿童；60 岁以上的老年人；慢性疾病患者；医务人员。

● **哪些人群不适合接种流感疫苗？**

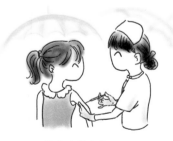

接种流感疫苗

下列人群不适合接种流感疫苗：
√ 对鸡蛋或疫苗过敏的人群；
√ 患有急性疾病、严重慢性疾病的人群或处于慢性疾病急性发作期的人群；
√ 感冒、发热者；
√ 未能控制的癫痫患者或患有其他进行性神经系统疾病的患者。

健康素养第 10 条

> 艾滋病、乙肝和丙肝通过血液、性接触和母婴三种途径传播,日常生活和工作接触不会传播

什么是艾滋病?

它是由人类免疫缺陷病毒引起的一种破坏人体免疫系统并威胁人类生命的传染病, 全称为获得性免疫缺陷综合征。

为什么艾滋病会致命?

艾滋病是一种既无有效免疫疫苗预防,又无特效药物治疗的绝症。它是一种病死率极高且有严重传染性的疾病。

目前临床还没有治愈的药物和方法,但可以通过预防来减少发病。

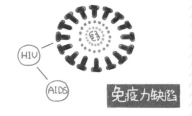

艾滋病有什么症状?

各个系统	临床症状
呼吸系统	长期咳嗽、胸痛、呼吸困难,严重时痰中带血
消化系统	食欲下降、厌食、恶心、呕吐、腹泻,严重时便血。使用治疗消化系统感染的药物无效
神经系统	头晕、头痛、反应迟钝、智力减退、精神异常、抽搐、偏瘫、痴呆等
皮肤和黏膜	单纯疱疹、带状疱疹、口腔和咽部黏膜炎症及溃烂
其他	持续发热、盗汗、广泛性全身淋巴结肿大,消瘦、3 个月内体重可减轻 10% 以上,可出现多种恶性肿瘤

艾滋病是如何传播的？

√ 可通过性生活的方式在男性之间及男女之间传播；

√ 感染了艾滋病病毒的女性在生育子女时，可通过血液、阴道分泌物和乳汁将病毒传染给胎儿或婴儿；

√ 共用未消毒的注射器注射吸毒，或输入被病毒污染的血液或血液制品，或使用了被血液污染的而又未经严格消毒的注射器、针灸针、拔牙工具等。

下列行为会传染艾滋病吗？

答案是——不会！

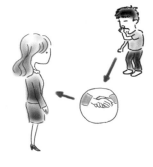

与艾滋病患者或病毒感染者的日常生活和工作接触，不会感染艾滋病。

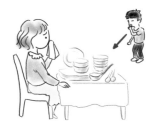

同在一间办公室工作不会传播艾滋病；
握手、拥抱、礼节性接吻不会传播艾滋病；
共用餐饮用具、共同进餐不会传播艾滋病；
共用卫生间、浴室、游泳池不会传播艾滋病；
蚊子叮咬不会传播艾滋病。

如何防治艾滋病？

坚持洁身自爱，避免婚前、婚外性行为；
使用安全套是性生活中最有效的预防艾滋病和性病的措施；
严禁吸毒，不与他人共用注射器；
不擅自输血或使用血制品；
不借用或共用牙刷、剃须刀等个人用品；
避免直接与艾滋病患者的血液、尿液、精液、乳汁接触，切断其传播途径。

关于乙肝、丙肝你不得不知道

什么是乙肝？

乙型病毒性肝炎是由乙型肝炎病毒（HBV）引起的、以肝脏炎性病变为主，并可引起多器官损害的一种疾病。临床表现为乏力、恶心、腹胀、肝区疼痛等症状。

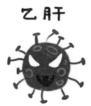

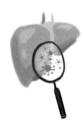

乙肝的危害

感染乙肝病毒，可造成肝脏炎症、肝硬化，甚至肝癌。根据临床表现可分为轻度、中度和重度。病情严重者可伴有慢性肝病面容、蜘蛛痣、肝掌、脾大，且肝功能异常或持续异常。

你了解丙肝吗？

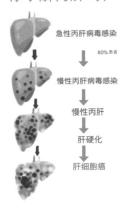

急性丙肝病毒感染

80%患者

慢性丙肝病毒感染

慢性丙肝

肝硬化

肝细胞癌

什么是丙肝

丙型病毒性肝炎，简称为丙型肝炎或丙肝，是一种由丙型肝炎病毒（HCV）感染而引起的病毒性肝炎，主要经输血、针刺、吸毒等传播。

感染了丙肝病毒以后，80%以上的患者可转化为慢性病，20%以上的慢性丙肝患者最后发展为肝硬化或肝癌。

病毒性肝炎家族有甲、乙、丙、丁、戊五位兄弟，其中近年来的新起之秀当数丙肝。

乙肝、丙肝如何传播？

接吻、拥抱、打喷嚏、咳嗽、食物、饮水、共同进餐，无皮肤破损及其他无血液暴露的接触等一般不传播乙肝、丙肝；

修足、纹身、穿耳洞、共用剃须刀和牙具可传播乙肝、丙肝；

如果孕妇是乙肝病毒感染者，应在医师的指导下，在分娩后及时给孩子注射乙肝免疫球蛋白和 3 针乙肝疫苗——有 95% 的机会可以成功阻断母婴传播。

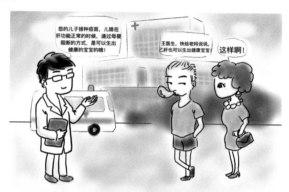

如何预防乙肝、丙肝？

你需要做到以下几点：

控制传染源——对急性乙肝患者进行隔离治疗。

切断传播途径——养成良好的个人卫生习惯。

保护易感人群——接种乙肝疫苗是预防 HBV 感染最有效的方法，接种对象主要是新生儿。

★TIPS： 切断传播途径的方法：

杜绝不安全注射和使用污染的血液制品等；

避免用消毒不彻底的工具纹身、穿耳洞、针灸等；

避免和别人共用容易被血液污染的牙刷、剃须刀等日常生活用品；

避免无保护的性行为。

健康素养第 11 条

肺结核主要通过患者咳嗽、打喷嚏、大声说话等产生的飞沫传播；出现咳嗽、咳痰 2 周以上，或痰中带血，应当及时检查是否得了肺结核

什么是肺结核？

结核病是由结核分枝杆菌引起的慢性传染病，可侵犯多个脏器，以肺部结核感染最为常见。排菌者为其重要的传染源。有结核病接触史，起病可急可缓。

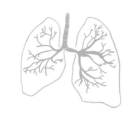

肺结核的临床表现有哪些？

 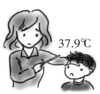 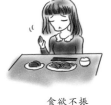

37.9℃

低热　　　　　食欲不振　　　　咳嗽、咳痰、咯血

主要临床表现有：

√ 发热，多为低热(以午后为著)；

√ 盗汗、乏力、纳差、消瘦、女性月经失调等；

√ 呼吸道症状有咳嗽、咳痰、咯血，伴胸痛、不同程度的胸闷或呼吸困难。

肺结核传播的途径有哪些？

结核杆菌主要通过飞沫传播。肺结核患者主要通过咳嗽或打喷嚏等将含有结核杆菌的飞沫散播于空气中，健康人吸入含这类有"结核杆菌"的飞沫后被感染。

健康人感染结核杆菌后不一定发病，是否发病取决于结核杆菌毒力的强弱和自身抵抗力的情况。

怎样预防肺结核？

√ 房间定时开窗通风，保持室内空气新鲜和阳光充足。据统计，每 10 分钟通风换气 1 次，4~5 次后可以去除空气中 99% 的结核杆菌。

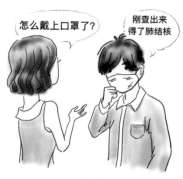

出门戴口罩

√ 培养良好的卫生习惯，洗漱用具专人专用，勤洗手、勤换衣，定期消毒。

√ 结核患者咳嗽、打喷嚏时，应用肘部掩住口鼻。不要随地吐痰，痰要用纸包好、焚烧。外出时戴口罩，避免结核杆菌通过飞沫传染他人。

√ 加强体育锻炼，生活规律，注意饮食营养和睡眠充足，保持健康的心理，增强机体抵抗力。

√ 每日对肺结核患者的餐具做好消毒工作，并将患者所用卧具、书籍等放于阳光下暴晒 2 个小时。

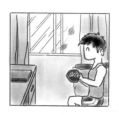

开窗通风

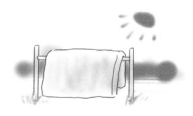

卧具放于阳光下暴晒

√ 密切接触患者的人群应及时做 PPD 皮试，筛查结核病。

√ 艾滋病病毒感染者、免疫力低下者、糖尿病患者、尘肺病患者、老年人、青少年等都是易感人群，每年应定期进行体检。

12 健康素养第 12 条

坚持规范治疗，大部分肺结核患者是能够治愈的,并能有效预防耐药结核病的产生

● 规范治疗是什么？

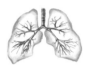

结核病化学治疗的基本原则是早期、联合、适量、规律、全程。

确诊后只要坚持规范的全疗程治疗,绝大多数患者是可以治愈的。不仅如此,而且可避免将疾病传染给他人。

● 保证规范治疗

抗结核治疗时,要按时服药、按时复诊,以确保治愈。

规范的肺结核全程治疗需要 6~8 个月;

耐药肺结核全程治疗需要 18~24 个月。

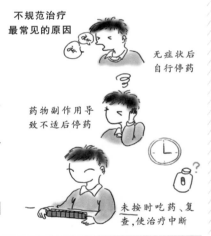

不规范治疗
最常见的原因

无症状后
自行停药

药物副作用导
致不适后停药

未按时吃药、复
查,使治疗中断

● 耐药结核杆菌病发生的原因

疾病的产生主要是因为治疗方案不合理及未规范治疗，从而给个人、家庭、社会带来极大的危害。

√ 结核病控制措施不足,被发现的结核病患者中有部分得不到治疗或延迟治疗或治疗不规范;或二线抗结核药物使用不当。

√ HIV 感染以及艾滋病的流行与传播是耐药结核病产生与传播的加速剂。

√ 新的抗结核药物开发和研制的滞后。

其他原因:经济困难或药物不良反应造成治疗间断或不规则用药等。

耐药结核杆菌是怎么回事？

治疗肺结核的药物主要有异烟肼、利福平、吡嗪酰胺、乙胺丁醇等。如果治疗不规范,有些患者体内的结核杆菌就会变成耐药菌,也就是说抗结核药物对结核杆菌没有了杀灭的作用,进而使治愈结核病成为难题。

关于结核病,你应该知道：

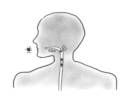 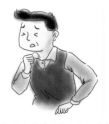 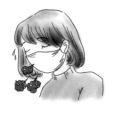

肺结核主要通过呼吸道传播

主要症状有发热(多为低热,以午后为著)、盗汗、乏力、消瘦、咳嗽、咳痰、咯血、胸痛

不能随地吐痰,咳嗽、打喷嚏时,应捂住口鼻

肺结核病是一种呼吸道传染病,治好一个人,可以保护一群人；如果治疗不规范,就容易发展为耐药肺结核。患者一旦耐药,可导致治愈率低、治疗费用高,从而给社会带来极大的危害。

★TIPS：|防控结核,人人有责。

13

健康素养第 13 条

在血吸虫流行区,应当尽量避免接触疫水;接触疫水后,应当及时检查或接受预防性治疗

○ 什么是血吸虫和血吸虫病?

血吸虫:是一种成虫寄生在人和哺乳动物肠系膜静脉血管中的寄生虫。
血吸虫病:是指人和哺乳动物由于感染血吸虫而引起的一类疾病。每年4-10 月为血吸虫病的易感季节,因为此时钉螺释放尾蚴,且人群的生产、生活等活动接触疫水频繁。
目前,血吸虫病流行较严重的地区有湖南、湖北、江西、安徽、江苏、云南、四川等。

○ 血吸虫病是如何传播的?

血吸虫病主要通过皮肤、黏膜与疫水接触而传染。

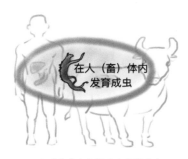

在人（畜）体内发育成虫

血吸虫在人(畜)体内发育成虫

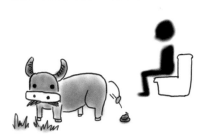

虫卵从患者(畜)粪便中排出

钉螺

血吸虫病的传播途径为:
传染源排出虫卵→虫卵在水中孵出毛蚴→毛蚴侵入中间宿主(钉螺)→螺内发育逸出尾蚴→尾蚴感染终宿主(人、畜等哺乳动物)。
钉螺是血吸虫唯一的中间宿主。

血吸虫病有哪些临床表现？

临床上将此病分为四期：即侵袭期、急性期、慢性期、晚期。

√ 症状可见咳嗽、胸痛，偶见痰中带血丝。

√ 急性期发热为主要症状，并见痢疾样大便、肝脾肿大。

√ 慢性期多因治疗不彻底或重复感染而致，无明显症状或表现为慢性腹泻等。

√ 晚期患者可出现极度消瘦、肝硬化腹水、腹壁静脉怒张等。

如何预防血吸虫病？

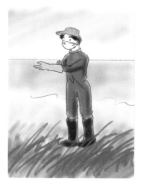

不接触疫水，不在有钉螺分布的湖水、河塘里游泳。

注意：饮用水安全。

必须接触疫水时，做好个人防护，如下水前涂抹防护油膏、穿长筒胶靴、戴手套等。

接触疫水后，及时、主动去当地血防部门接受检查、治疗。

接触疫水前，做好个人防护

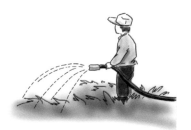

使用药物喷洒法灭螺

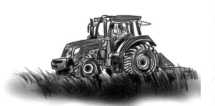

以机器代替牛耕，控制传染源

★TIPS： 控制传染源：淘汰耕牛，以机耕代替牛耕；家畜圈养，封滩禁牧，建无害化厕所或沼气池；消灭钉螺，阻断传播途径。
人畜查治：在血吸虫病流行区域，血防部门定期入户开展免费血吸虫病的检查和治疗；动物疫病防治控制机构定期开展家畜血吸虫病的查治工作。

14

健康素养第 14 条

认识狂犬病

● **什么是狂犬病？**

狂犬病是指由狂犬病病毒感染引起的一种动物源性传染病。

● **狂犬病的主要临床表现是什么？**

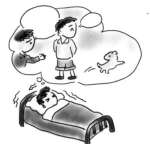

其临床表现主要有特异性恐风、恐水，喉痉挛，进行性瘫痪等；可有肺炎、急性肾衰竭等并发症，严重者可危及生命。

主要临床表现

● **人容易感染狂犬病毒吗？**

人对狂犬病毒没有自然免疫力，无隐性感染者。人被发疯的动物咬伤、抓伤后，狂犬病的发生率为 30%~ 70%；如能正确处理伤口，并及时接种疫苗和抗血清，发生率可降至 1%以下。

● **被犬、猫抓伤或咬伤后怎么办？**

立即进行局部伤口的处理：用流动的水和 20%的肥皂水或含有清洁剂的水冲洗伤口至少 16 分钟；
使用酒精或碘酊消毒；
立即前往医院注射疫苗和免疫球蛋白(或血清)。越早越好，并按规定全程免疫。

如何预防狂犬病？

√ 不饲养和接触犬或猫；

√ 如饲养动物，应每年给动物接种兽用狂犬病疫苗 1 次；

√ 如被犬或猫抓伤、咬伤，要及时、正确地处理伤口，全程接种狂犬病疫苗和狂犬病免疫球蛋白(或血清)。

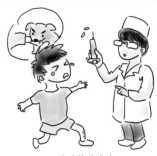

及时接种疫苗

孕妇可以接种狂犬疫苗吗？

我国使用的狂犬疫苗均为灭活疫苗。灭活疫苗是指将病毒彻底灭活的疫苗，即疫苗中不存在活病毒；因此，孕妇接种狂犬疫苗无任何禁忌。

被犬、猫咬伤后，如果延误了疫苗接种时间是否需要补接种？

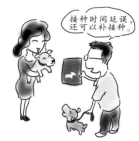

接种时间延误，还可以补接种。

需要及时补接种相应疫苗。

这是因为：狂犬病的潜伏期并不确定。如果潜伏期较长，只要在潜伏期内注射都会有效果；但如果潜伏期较短，则补接种就没有任何意义了。但因潜伏期并不确定，因此，还是越早补接种越好。

接种狂犬疫苗有没有禁忌证？

对于被动物咬伤后的人群均应立即接种狂犬端正疫苗，且越早越好；

但是对预防性接种者或对妊娠期女性，或对急性发热性疾病、过敏性体质、使用类固醇和免疫抑制剂者，可酌情考虑推迟接种。

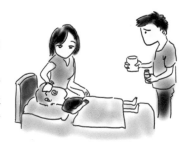

被动物咬伤后，及时去医院治疗，接种疫苗，服用药物

15

健康素养第 15 条

蚊子、苍蝇、老鼠、蟑螂等会传播疾病

蚊子可传播哪些疾病？

蚊子可传播乙型脑炎（简称"乙脑"）、疟疾、登革热、寨卡病毒病、黄热病、丝虫病等传染病，其中乙脑和疟疾多以儿童高发。

蚊子传播疾病的方式有哪些？

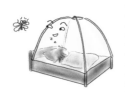

当蚊子吸食乙脑、疟疾患者的血液时，也就将其中的乙脑病毒、疟原虫吸进体内。当它再去叮咬其他人时，则病毒又从蚊子的口中注入被咬者体内。

苍蝇能传播哪些疾病？

附着在苍蝇身上的病原体会污染食物和餐饮用具。苍蝇能传播痢疾、伤寒、肝炎、霍乱、结核病、蛔虫病等 30 多种疾病。1 只苍蝇身体表面能黏附 1 700 多万个细菌。

家庭消灭苍蝇有哪些方法？

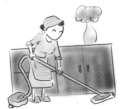

搞好环境卫生，及时清除生活垃圾；
人工捕打：使用苍蝇拍、诱蝇盘、苍蝇纸灭蝇；
滞留喷洒：在墙的门框、天花板、电灯线等苍蝇经常栖息的部位，使用含有高效氯氢菊酯成分的药剂进行滞留喷洒。

老鼠有什么危害？

可造成粮食损失；咬坏电缆绝缘材料造成短路；直接将疾病传播给人类或通过寄生虫（如跳蚤等）传播给人、畜。老鼠可传播高达 35 种以上的疾病，如鼠疫、流行性出血热、恙虫病等。

鼠疫的传播途径是什么？

鼠蚤叮咬是鼠疫的主要传播途径；此外，还可通过呼吸、咳嗽等借飞沫传播；经皮肤传播或剥食患病啮齿动物的皮、肉，或直接接触患者的脓血或人吃了未彻底煮熟的带菌动物进行传播。

家庭如何灭鼠？

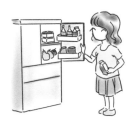

搞好室内外卫生，及时堵死室内外鼠洞；摸清老鼠常走的鼠道和活动场所，为下毒饵、放捕鼠器提供线索；保管好食物，断绝鼠粮，及时清除垃圾和粪便；用特制的捕鼠用具诱捕；使用灭鼠药，选用安全、高效的杀鼠剂或肉毒毒素灭鼠剂。

注意：不要使用国家明令禁止的毒鼠强、氟乙酰胺等剧毒鼠药。

蟑螂对人的主要危害是什么？

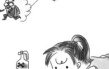

可引起食物中毒和传播肝炎、脊髓灰质炎、肺炎、结核等病菌致病；同时它又是多种寄生虫的中间宿主，可携带蛔虫、十二指肠钩口线虫、鞭虫等多种蠕虫卵和多种原虫，如阿米巴虫等。

怎样防治"四害"？

"四害"即指蚊子、苍蝇、老鼠、蟑螂这四种有害人类生活的动物。防治它们的主要措施有：净化环境；消除和控制"四害"滋生地以及直接诱杀"四害"等；吃剩的饭菜瓜果要加盖防蝇罩；并提倡使用纱门、纱窗、蚊香、蚊帐等防止蚊虫叮咬。

16

健康素养第 16 条

不加工、不食用病死禽畜,不食用野生动物

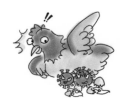

● 什么叫动物源性传染病?

人类有许多传染病来自动物，包括家畜和野生动物。我们将由动物传播给人类的疾病，称之为动物源性传染病。

● 什么是病死禽畜无害化处理?

病死禽畜无害化处理是指用物理或化学等方法处理病死禽畜及相关禽畜产品,消灭其所携带的病原体,进而消除病死禽畜危害的过程。

● 对病死禽畜不进行无害化处理,会对人体健康有何危害?

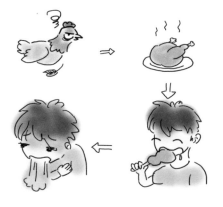

√ 危害1：病死禽畜可能会被不法分子加工、贩卖，人食用后，可导致人感染人畜共患病；
√ 危害2：人食用后可发生食物中毒等事件。

● 发现有人丢弃死亡禽畜怎么办?

任何单位和个人发现有人丢弃死亡禽畜,应及时向发现地村委会、乡镇政府或街道办事处举报。

病死动物无害化处理方法主要有哪些？

对病死动物主要采取焚烧法、掩埋法、发酵法,或采用其他物理、化学、生物等方法,达到消灭其所携带的病原体,消除动物尸体危害和保护环境的目的。

动物传染病常见的有哪些？

一、二、三类动物传染病共157种,具体分为以下几类。

分型	一类	二类	三类
具体疾病	如口蹄疫、猪瘟、非洲马瘟和致病性禽流感	如狂犬病、炭疽病、弓形虫病、钩端螺旋体病、牛结核病和日本血吸虫病	如大肠杆菌病、放线菌病、丝虫病、牛流行热、马流行性感冒、猪传染性胃肠炎和鸡病毒性关节炎

如何预防动物传染病？

√ 不捕食野生动物,减少和野生动物、宠物的密切接触;

√ 注意日常卫生,接触动物或动物的排泄物后及时洗手、消毒;

√ 食用检验合格的乳、肉、蛋等,提倡吃熟食或经过高温加热的食物;

√ 保护环境卫生,及时处理病死禽畜。

动物传染病的传播途径有哪些？

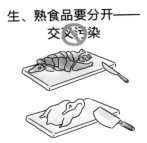

生、熟食品要分开——
交叉污染

人宰杀病死禽畜时,带病毒的血液、粪便等会污染屠宰人员或工具、容器、水及地面;

加工时,不分生熟食品面板,可使病菌污染其他熟食或切过的蔬菜;

进食前,若食物不经过高温烹制,病菌就会随食物进入人体而致病。

健康素养第 17 条

关注血压变化,控制高血压危险因素,高血压
患者要学会自我健康管理

什么是高血压?

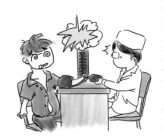

高血压是指以体循环动脉血压(收缩压和/
或舒张压)增高为主要特征(收缩压≥140
毫米汞柱,舒张压≥90 毫米汞柱)的,可伴
有心、脑、肾等器官功能或器质性损害的一
类临床综合征。

如何诊断高血压?

至少 3 次在非同日静息状态下测得血压升高时方可诊断为高血压。血
压值应以连续测量 3 次的平均值来计算。推荐分别进行诊室外和自我
血压监测,以证实高血压的诊断。

如何诊断高血压?

地点	测得的血压值
办公室或诊室	≥ 140/90 毫米汞柱
家庭	≥135/85 毫米汞柱

白天动态血压监测≥135/85 毫米汞柱,夜晚动态血压监测>120/70 毫
米汞柱,以及 24 小时动态血压监测>130/80 毫米汞柱,即可诊断。

● 测血压的正确姿势？

√ 被测量者坐在有靠背的椅子上，精神放松，上肢置于桌上，暴露上臂，无紧束衣物。

√ 选择合适大小的袖带，至少覆盖上臂臂围的 80%，袖带与心脏处于同一水平，将袖带紧贴、缚在被测者的上臂，袖带下缘应位于肘弯上方 2.5 厘米；并将听诊器胸件置于肘窝肱动脉处。

√ 水银柱垂直放置，充气、阻断脉搏，缓慢放气 2~6 毫米汞柱，收缩压读数取柯氏音第 Ⅰ 时相、舒张压读数取柯氏音第 Ⅳ 时相，所有读数均以水银柱凸面的顶端为准，读数应取偶数。

√ 首诊应当测量双臂血压，以较高一侧的读数为准。

● 如何合理测量血压？

测血压前 30 分钟：不吸烟、不饮酒、不喝咖啡，排空膀胱，至少休息 5 分钟；测血压时：患者务必保持安静，不说话，初诊血压未达标及血压不稳定者，每日早晚各测量 1 次血压，每次连续测量血压 2~3 遍，每遍间隔 1 分钟，取 2 遍血压的平均值记录，因为第一遍测量的血压值往往因突然加压刺激而偏高。

注意：12 岁以下儿童、妊娠妇女、严重贫血、甲状腺功能亢进、主动脉关闭不全及柯氏音不消失者——可以柯氏音第 Ⅳ 时相为舒张压。

● 高血压的并发症有哪些？

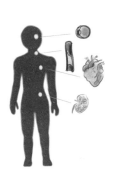

并发症的种类	具体疾病
心脏并发症	如左心室肥厚、心绞痛、心肌梗死和心力衰竭
脑卒中	如出血性脑卒中、缺血性脑卒中、高血压脑病
大小动脉疾病	如动脉硬化症、主动脉夹层疾病
高血压性肾损害	如进展缓慢的小动脉性肾硬化症、恶性小动脉性肾硬化症、慢性肾衰竭
眼底疾病	如视网膜动脉硬化、眼底改变

● 高血压的致病因素有哪些?

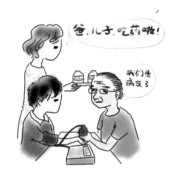

遗传因素

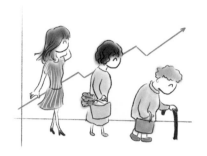

年龄因素

饮食习惯

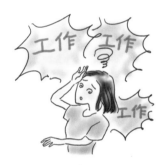

工作压力

主要致病因素有饮食习惯不合理,如摄盐过多、口味过重,吸烟、酗酒;过于肥胖;缺乏运动;精神紧张、压力大;以及家族遗传等。

有研究发现,大约有60%的高血压病患者有家族遗传史,且高血压病的发病率随着年龄的增长而增加。

◎ 高血压的对症处理措施是什么？

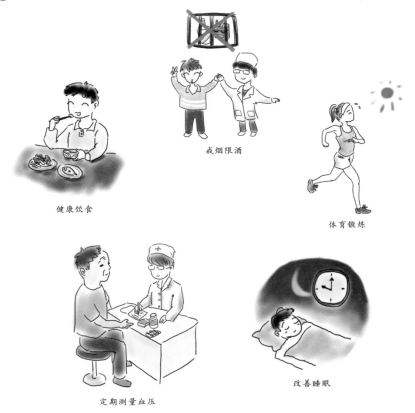

戒烟限酒

健康饮食

体育锻炼

定期测量血压

改善睡眠

健康饮食，戒烟限酒，控制体重、减肥，加强体育锻炼，保持心情愉悦，加强生活方式干预，定期测量血压以及确诊后坚持合理用药。

18 健康素养第 18 条

关注血糖变化,控制糖尿病危险因素,糖尿病患者应当加强自我健康管理

● 什么是糖尿病?

糖尿病是一种内分泌(糖)代谢紊乱的疾病,是由于体内胰岛素分泌不足或功能降低而引起的。

● 糖尿病的总体情况

√ 糖尿病为终身慢性疾病;可分 1 型、2 型、妊娠型糖尿病;青少年多为 1 型糖尿病,45 岁以上为 2 型糖尿病。

√ 其发病危险因素有:高脂肪、高胆固醇饮食;肥胖或超重,肥胖是 2 型糖尿病的独立危险因素;妊娠糖尿病或生产过巨大儿;缺乏运动;吸烟;不合理用药,如合并应用噻嗪类利尿剂、类固醇类药物;精神长期高度紧张;高血压。

√ 目前临床尚不能根治糖尿病,但可以通过以下方式控制,如合理饮食、药物治疗、适当运动等。

● 如何诊断糖尿病?

具体的糖尿病症状,加上随机血糖≥11.1 毫摩尔/升。

典型症状包括多饮、多尿、多食和不明原因的体重下降,随机血糖或空腹血糖≥7.0 毫摩尔/升(空腹状态指至少 8 小时没有进食)或 75 克葡萄糖负荷后 2 小时血糖≥11.1 毫摩尔/升。无糖尿病症状者,需择日重复测定血糖明确诊断。

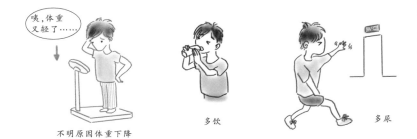

不明原因体重下降　　　　多饮　　　　多尿

哪些人群需要进行糖尿病前期筛查？

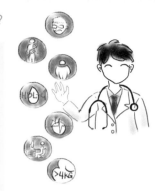

对无症状的成年人，使用风险因素评估或已认证的工具筛查糖尿病前期和未来糖尿病的风险。

超重或肥胖（BMI ≥25），且有 1 个或以上其他糖尿病危险因素的无症状成人。不论年龄，均应进行筛查，以评估糖尿病前期或未来患有糖尿病的风险。

对所有人群：应从 45 岁开始筛查。若筛查结果正常，可每 3 年重复筛查 1 次；超

糖尿病的危险因素

重或肥胖且伴有 2 项或 2 项以上其他糖尿病危险因素的儿童和青少年，应考虑糖尿病前期的筛查。

糖尿病有哪些并发症？

并发症种类	具体并发症
微血管并发症	糖尿病视网膜病变、糖尿病肾脏病变、心脏自主神经病变
糖尿病神经病变	多发性神经病变、单一神经病变、自主神经病变
糖尿病皮肤病变	糖尿病足
糖尿病合并感染	皮肤黏膜感染、膀胱炎、肾盂肾炎等

糖尿病患者如何合理饮食？

√ 控制总热量及总碳水化合物的摄入；

√ 主食定量，粗细搭配：全谷物、豆类各占总量的 1/3，多吃蔬菜，水果适量，常吃鱼类、禽类、蛋类和畜肉适量，限制加工肉类，奶类天天有；

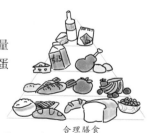

√ 清淡饮食，足量饮水，每日饮水量为 1 500～1 700 毫升；

合理膳食

√ 限制油、盐的摄入，每日烹调油 25~30 克，食盐 ≤6 克；

√ 细嚼慢咽，注意进餐顺序。

19 健康素养第 19 条

积极参加癌症筛查,及早发现癌症和癌前病变

● **为什么要进行癌症早期筛查?**

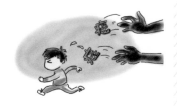

在癌症发生前或者癌变早期进行筛查,有利于及时发现疾病,使患者获得根治机会,从而降低癌症的发病率、死亡率,提高患者的生存质量,降低社会经济成本。

● **什么叫癌前疾病?**

多数癌症是由某些癌前疾病和癌前病变转化而来的。
癌前疾病是临床诊断名称,是指患某些疾病发生癌变的可能性较大。

● **什么是肿瘤标志物?**

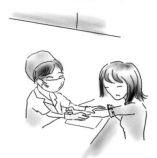

它是指恶性肿瘤分泌或脱落到体液或组织中的物质,或是宿主对体内新生物的反应而产生的并进入到体液或组织中的物质。

肿瘤标志物检测技术是早期发现无症状微灶肿瘤的唯一有效方法,可先于 X 线、超声、CT 等检查发现肿瘤。

★TIPS: 肿瘤标志物阳性仅是一种提示,它提示患者可能属于高危人群,但不一定表示被检查者已患有肿瘤。

如何正确对待肿瘤标志物的结果？

阳性者应积极查清病因，并进行有效的干预,是有可能逆转的;如多次强阳性,则应进行临床深入检查,以便实现早发现、早诊断、早治疗。

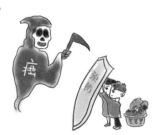

什么是肿瘤的十大警告信号？

常见肿瘤的十大警告信号有：

√ 耳鸣、听力减退、鼻塞、鼻咽分泌物带血,头痛,颈部肿块;

√ 持续性消化不良;

√ 持续性声音嘶哑,干咳,痰中带血;

√ 原因不明的较长时间的体重减轻;

√ 疣或黑痣明显变化,如颜色加深、面积迅速增大,瘙痒,上腹部疼痛;

√ 伤口久治不愈、溃烂;

√ 乳腺、皮肤、舌或身体其他部位有可能触及的或不消散的肿块;

√ 吞咽有哽噎感、疼痛、胸骨后闷胀不适,食管有异物感或上腹部疼痛;

√ 经期大出血或绝经后阴道不规则出血,以及有接触性出血;

√ 原因不明的大便带血或黏液,或腹泻、便秘交替以及原因不明的血尿。

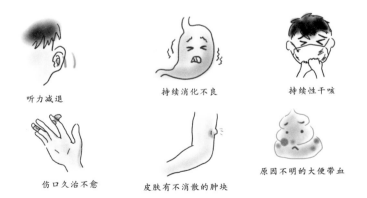

听力减退　　　　持续消化不良　　　　持续性干咳

伤口久治不愈　　皮肤有不消散的肿块　　原因不明的大便带血

什么是癌前筛查？

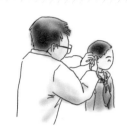

癌前筛查是早期发现癌症和癌前病变
的重要途径。早期进行癌前筛查有利于
癌症的早发现、早诊断和及时治疗。

常见的筛查肿瘤的方法有哪些？

常见的筛查肿瘤的方法主要有 X 线、CT、各种血液检查、B 超和直肠肛
检、乳腺检查、人乳头状病毒检查等。

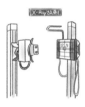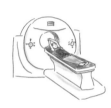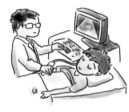

　　　X 线检查　　　　　　　　　　CT 检查　　　　　　　　　B 超检查

什么是癌前病变？

癌前病变与"癌"字挂钩，难免会被认为两者之间存在某种亲属关系。事
实上，癌前病变一个癌细胞也没有，它是指一个疾病发生、发展的过程，
具有不稳定性；像一些良性疾病，如果早期予以干预或治疗，则病情可
得到控制；如果得不到有效的控制，疾病有可能往癌症的方向发展。
癌前病变是病理学诊断名称，它是由良性病变向恶性病变过渡的移
行阶段。

常规体检对发现癌症有什么帮助？

美国癌症协会建议：20 岁以上的成年人需每年做 1 次常规体检，包括
与癌症相关的体检项目，如甲状腺、口腔、淋巴结、腹部的体格检查。具
体地说，就是指医生通过用眼睛看、用手触摸来判断有没有异常（如甲
状腺上的硬块、腹部的肿块占位）。

如何预防肿瘤？

饮食

不吃霉变食品，减少腌制品的摄入，控制脂肪的摄入量，多吃新鲜水果、蔬菜

戒烟限酒

提倡戒烟（越早越好，可减少肺癌的发病率），控制酒精的摄入量

感染

注意输血、注射、针灸等可能发生乙肝和丙肝传播的途径，降低肝癌的发生率

职业危害

改善生产条件，改进生产工艺，避免或防止职业癌（皮肤癌、肺癌等）的发生

环境污染

净化环境，加强厨房通风

体育锻炼

加强运动，建立健康的生活方式

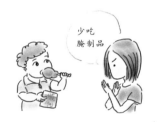

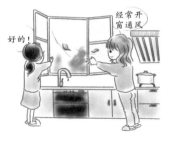

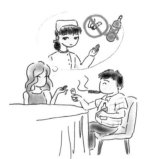

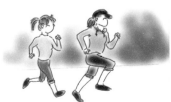

★TIPS：每年定期参加体检。重视癌症的早期征兆，发现异常情况，及时就医。

20

健康素养第 20 条

每个人都可能出现抑郁和焦虑情绪,正确认识
抑郁症和焦虑症

● 什么是抑郁和焦虑?

抑郁是对已经发生的对自己不利事件的
负性情绪体验。
焦虑是对将要(或预计将要)发生的对自
己不利事件的负性情绪体验。
两者都属于功能性疾病,与心理、社会因
素的关系更为密切,常常共存。

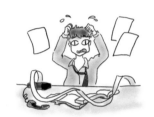

● 什么是抑郁症?

抑郁症是一类以情感(情绪)障碍为突出表现的精神障碍,可有不同的
发作形式,如单次发作、反复发作、持续发作等。

● 抑郁症有什么症状?

√ 抑郁心境,如痛苦、悲伤、沮丧、绝望、兴趣和愉
悦感缺失;
√ 睡眠障碍;
√ 伴有躯体症状,如食欲下降、胃肠功能紊乱、慢
性疼痛、自主神经症状、性功能障碍;
√ 严重时,有精神病性症状,如幻
觉、妄想,甚至呈木僵状态,有情绪
改变作为基础;
√ 最危险的状态——自杀。

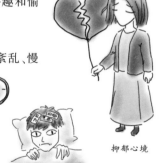

抑郁心境

睡眠障碍

如何诊断抑郁症？

有抑郁的核心症状,且达到一定的严重程度,如自我感觉痛苦且已影响
学习、工作、生活;

症状已持续一定时间(如 2 周),严重者可少于 2 周;

需要有精神科执业医师做出诊断。

注意:抑郁症状可由多种原因引起;抑郁症状不等于抑郁症。

抑郁症的表现和行为有哪些？

√ 迟钝性抑郁:抑郁面容、频繁叹气;

√ 激越性抑郁:焦虑、抑郁表情兼有;

√ 衣着打扮陈旧;

√ 动作姿势简单,言语减少,音调低沉,重者缄默、少语;

√ 出现消极的言行(如开始写遗书、安排后事或积攒药物等)。

什么是焦虑症？

狭义的焦虑障碍包括惊恐发作(间歇发作性焦虑)、广泛性焦虑障碍、混
合性焦虑和抑郁障碍;广义的焦虑障碍包括恐惧症、强迫症。

主要症状有惊恐发作、预期焦虑、回避性行为,如恐慌、紧张,自主神经
功能亢进。

如何治疗抑郁症或焦虑症？

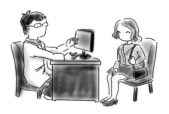

遵循个体化、综合化、长期治疗的原
则,严重时需住院治疗;

主要治疗方式:药物治疗、心理治疗、
物理治疗。

★TIPS: 抑郁症和焦虑症都是可以治疗的。当出
现抑郁或焦虑时，请大家正确对待,积
极配合就医。

21 健康素养第 21 条

关爱老年人,预防老年人跌倒,识别老年痴呆

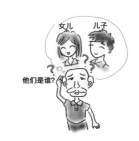

什么是阿尔茨海默病?

阿尔茨海默病即通常所说的"老年痴呆",是老年人的脑部疾病。患者的脑细胞会急速退化,但并不是正常的衰老过程。

脑部功能逐渐减退会导致智力减退,情感和性格变化,最终影响日常生活能力。

阿尔茨海默病的十大危险信号是什么?

√ 记忆力日渐衰退,影响日常起居活动;

√ 处理熟悉的事情出现困难;

√ 言语表达出现困难;

√ 对时间、地点及人物日渐感到混淆;

√ 判断力日渐减退;

√ 理解能力或合理安排事物能力下降;

√ 常把东西乱放在不适当的地方;

√ 情绪表现不稳定及行为较前显著改变;

√ 性格出现转变;

√ 失去做事的主动性。

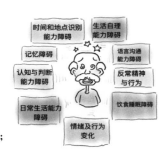

如何区别阿尔茨海默病与健忘?

阿尔茨海默病	健忘
记不起发生过的事,即使经过反复提醒也回忆不起来 丧失识别周围环境的能力 逐渐丧失生活自理能力 毫无烦恼,思维变得越来越迟钝,语言越来越匮乏,缺乏幽默感	只是遗忘事情的某一部分,一般经人提醒就会想起 对时间、地点、人物、关系和周边环境的认知能力丝毫未减 日常生活可以自理 对记忆力下降非常苦恼,为了不耽误事,常记备忘录

阿尔茨海默病的表现和危害有哪些？

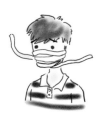

记忆障碍；

时间和地点识别能力障碍；

语言沟通能力障碍；

认知和判断能力障碍；

日常生活能力障碍。

√ 早期诊断，老人应该在家人的陪同下至医院神经科、老年科、记忆障碍门诊就诊。

√ 规范治疗、长期治疗，有助于延缓病情恶化，延长寿命。患者的治疗获益会随着规范化治疗时间的延长而增加。

哪些人容易得阿尔茨海默病？

下列人群易患阿尔茨海默病：有家族遗传史的人群；受教育程度低的人群；生活习惯不良的人群（饱食，营养过剩、营养不均衡）；头部有外伤者；吸烟过量、饮酒者。

药物治疗的种类有哪些？

作用于神经递质的药物：

胆碱酯酶抑制剂（如多奈哌齐，是美国神经学会推荐的标准用药，也是中国《老年痴呆防治指南》推荐的首选药物）；

谷氨酸受体拮抗剂（盐酸美金刚片）；

抗氧化剂、脑血管扩张剂、脑代谢激活剂，如维生素 E、尼莫地平、银杏叶等。

有助于避免痴呆的危险因素有哪些？

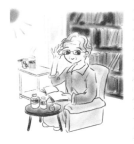

在日常生活中，女性应注意补充雌激素；注意降低胆固醇，降血压，适当补充叶酸、维生素 C、维生素 E；还可适当饮用咖啡。

此外，老年人闲暇时还可以学习一些新知识，并进行适量运动。

22　健康素养第 22 条

选择安全、高效的避孕措施,减少人工流产,关爱妇女生殖健康

● **什么是避孕?**

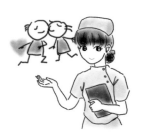

避孕是指通过采取一些措施防止非计划妊娠或非意愿妊娠的发生。

● **人工流产会导致哪些并发症?**

人工流产导致的并发症分为近期并发症、远期并发症。
近期并发症包括子宫穿孔、出血、人流不全或漏吸、感染等;
远期并发症包括宫腔粘连、子宫内膜异位症、盆腔炎、异位妊娠、继发性不孕、前置胎盘、胎盘粘连或植入。

● **避孕的方式有哪些?**

女性避孕:宫内节育器(即"避孕环")、避孕药及输卵管结扎;
男性避孕:阴茎套、输精管结扎。
建议采用高效避孕措施,如口服避孕药、长效避孕针或宫内节育器。

● **哪些人使用"曼月乐"可以获益?**

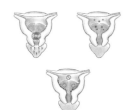

下列人群使用"曼月乐"可以获益:患有子宫腺肌症、特发性月经过多、子宫内膜增生症、子宫内膜息肉者。

上环后需注意什么？

术后休息 3 日，1 周内避免重体力劳动；

禁止性生活及盆浴 2 周；

术后第一年 1、3、6、12 月复诊，以后每年复诊 1 次至停用，有异常出血等，随时就诊。

什么情况下需要取环？

计划再生育或无性生活不需避孕者；放环期限已满需更换者；绝经过渡期停经 1 年内；更改其他避孕方式者；使用"曼月乐"避孕满 5 年者。取环的最佳时间通常为月经干净 3~7 天。

药物避孕分哪几种？

主要分为以下 4 种：短效避孕药、长效避孕针、探亲避孕药、紧急避孕药。

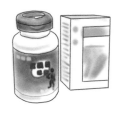

如何合理选择避孕方式？

√ 新婚期：复方短效避孕药、避孕套；

√ 哺乳期：避孕套、单孕激素长效避孕针或皮下埋植、宫内节育器；

√ 生育后期：各种避孕方法均可；

√ 绝经过渡期：偶有排卵，以外用避孕药为主。

注意：紧急避孕不能作为常规避孕方法。

23

健康素养第 23 条

保健食品不是药品，正确选用保健食品

什么是保健食品？

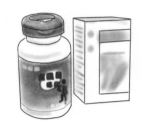

保健食品是指具有特定保健功能或者以补充维生素、矿物质为目的的食品。

√ 适宜于特定人群使用，具有调节机体功能的作用，但不以治疗疾病为目的。

√ 对人体不产生急性、亚急性或慢性危害。

什么是药品？

药品以预防和治疗疾病为目的。

√ 有目的地调节人的生理功能。

√ 有使用范围和用法、用量。

检查生产许可证号 —————— 检查标志及批文

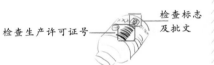

保健食品与药品的区别？

项目	保健食品	药品
目的	提高人体抵抗力	预防、治疗疾病
适宜人群	抵抗力差的人群	患者
毒性	无毒副作用	有不同程度的毒副作用
使用方法	仅口服	注射、口服、涂抹等
生产要求	在食品厂生产，不需要临床试验验证	必须在制药厂生产，且经过反复临床试验验证

国家对保健食品的要求有哪些？

我国对保健食品实行注册评审制度；

国家食品药品监督管理总局对审查合格的保健食品发放《保健食品批准证书》；

获得《保健食品批准证书》的食品，准许使用保健食品标识；

保健食品标识和说明书必须符合国家有关法律、法规、标准的要求，并标有下列内容：保健功能和适宜人群、食用方法和服用量、贮存方法、功效成分的名称及含量、保健食品批准文号、保健食品标识、有关标准或要求所规定的其他标签内容。

如何正确选用保健食品？

第一步，检查食品包装上是否有保健食品标识及保健食品批准文号；

第二步，检查保健食品包装上是否注明生产企业名称及生产许可证号。

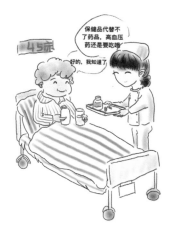

★TIPS：保健食品不能替代食品，日常生活中应坚持正常饮食；

保健食品不是灵丹妙药，不能替代药品；

保健食品应按标签说明书的要求食用。

24

健康素养第 24 条

劳动者要了解工作岗位或工作环境中存在的危害因素,遵守操作规程,注意个人防护,避免职业危害

⬤ **什么是职业病危害因素?**

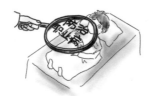

职业病危害因素是指工作岗位或工作环境中的有害因素。这些因素会对健康产生影响,甚至可能导致疾病。

⬤ **常见职业病的危害因素有哪些?**

√ 化学物质:如粉尘、铅、苯、汞、农药等;

√ 物理因素:如噪声、振动、高温等;

√ 生物因素:如病毒、细菌等;

√ 放射因素:如 X 线辐射等。

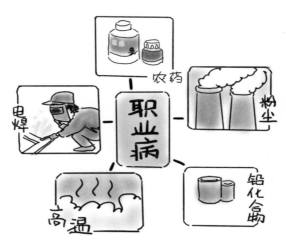

怎样避免职业伤害？

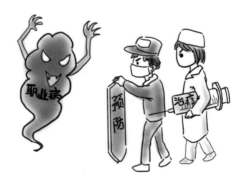

防噪声用品

防护面罩

接受职业卫生知识培训，掌握防护技能；
遵守职业卫生操作流程，规范操作；
正确使用个人防护用品，如防噪声用品、防紫
外线用品、防化服、防尘口罩、防毒面具等。

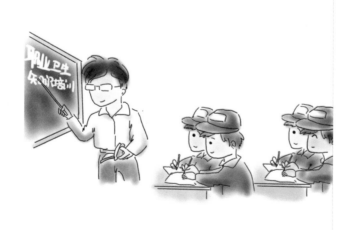

25

健康素养第 25 条

从事有毒有害职业工种的劳动者享有职业保护的权利

○ **哪些是有毒有害的工种？**

有毒有害工种是指会对人体健康产生危害的工作,如金属焊接、切割、起重机械操作,机动车辆驾驶,高空作业,锅炉、爆破、开凿矿山等工种。

○ **哪些是劳动者享有的职业卫生保护权利？**

√ 教育培训权利,依法获得职业卫生教育和培训;

√ 健康服务权利,依法获得职业健康检查、职业病诊疗、康复等职业病防护服务;

√ 享有知情权, 有权了解工作场所产生或者可能产生的职业危害因素的相关情况;

√ 享有卫生防护权,有权要求用人单位提供防护措施和防护用品,改善工作条件;

√ 享有批评、检举、控告的权利, 对违反职业病防治法律、法规及危及生命健康的行为能提出批评、检举和控告;

√ 享有拒绝违章作业权,有权拒绝违章指挥和强令进行没有职业病防护措施的作业;

√ 享有参与决策权, 参与用人单位职业卫生工作的民主管理,能对职业病的防治工作提出意见和建议;

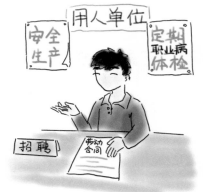

√ 享有工伤社会保险权;

√ 享有赔偿权,对职业危害造成的健康损害有依法要求赔偿的权利;

√ 享有特殊保障权,未成年工、女工、特殊生理或病理状态劳动者依法享有特殊职业卫生保护权。

如何保障劳动者享有的职业保护权利?

设置警示标识、公告栏、告知卡;

提前告知工作环境相关危险因素的监测、检查结果;

进行岗位教育和系统培训;

增设防护措施;

拥有拒绝违章指挥和强令冒险作业权;

每年定期进行职业病相关体检,如诊断为职业病,用人单位应提供职业病诊疗;对不适宜继续从事原工作的职业病工人,应当调离原岗位,并予妥善安置。

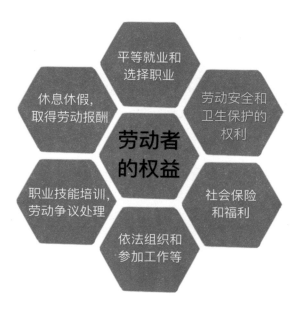

图说中国公民健康素养66条

二、健康生活方式与行为

TUSHUO
ZHONGGUO GONGMIN
JIANKANG SUYANG
66TIAO

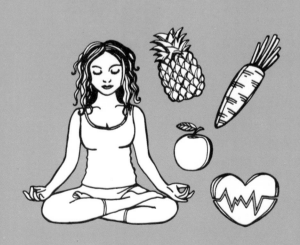

26

健康素养第 26 条

健康生活方式主要包括合理膳食、适量运动、戒烟限酒、心理平衡四个方面

什么是健康的生活方式？

健康的生活方式是指有益于健康的习惯化的行为方式，具体表现为健康饮食、适量运动、不吸烟、不酗酒、保持心理平衡、充足的睡眠等。

健康的生活方式有什么好处？

健康的生活方式不仅能帮助抵御传染性疾病，而且可以预防和控制心脑血管疾病、恶性肿瘤、呼吸系统疾病、糖尿病等。

健康的生活方式的内涵是什么？

健康的生活方式包括以下四个方面内容。

合理膳食

每天保证：足量的谷类、新鲜蔬菜、新鲜水果的摄入；奶类、豆类、鱼、蛋、禽和瘦肉适量摄入。油、盐摄入适量。

一日三餐定时定量，切忌暴饮暴食。早餐吃好，午餐吃饱，晚餐适量。

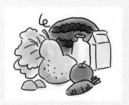

戒烟限酒

吸烟及被动吸烟均有害健康。吸烟者越早戒烟，越有益健康。

过量饮酒会增加患高血压、脑卒中、急慢性酒精中毒、酒精性脂肪肝或某些癌症等疾病的风险，甚至还会导致事故及暴力事件的增加。

适量运动

每周至少运动 3 次,选择合适的运动方式和运动量。日常生活少静多动,主动进行关节柔韧性运动和抗阻力锻炼,采取必要的防护措施,避免运动损伤。

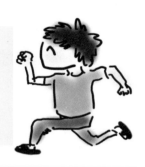

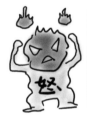

心理平衡

保持良好的心态,适时调整内心世界,积极、乐观地看待世界,使自己的内心主动适应环境、适应生活。

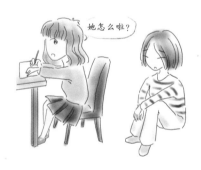

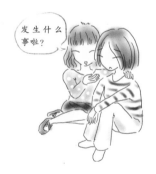

★TIPS: 要做到心理平衡,应做到以下几点。

不对自己过分苛求;对他人期望不要太高;及时疏导自己愤怒的情绪;适当做出让步,对一些小事不要过分坚持;与人为善,为别人做一些好事,不要处处与人竞争;情绪不佳时,可以找朋友倾诉。

27 健康素养第 27 条

保持正常体重，避免超重与肥胖

○ **如何计算正常体重？**

体重是否在正常范围内可通过体重指数（BMI）、身高和腰围三个方面来判断。

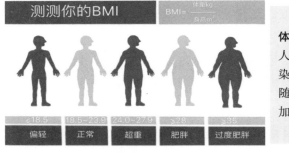

体重指数判断法
人类患一些非传染性疾病的风险，随体重指数的增加而增加。

身高判断法
男性：身高（厘米）-105＝标准体重（千克）；
女性：身高（厘米）-100＝标准体重（千克）；
（标准体重±10%为正常体重，标准体重±（10%～20%）为体重偏重或偏轻，标准体重±20%以上为肥胖或体重不足）

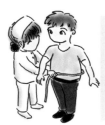

腰围判断法
男性正常腰围<85 厘米，
女性正常腰围<80 厘米。
（男性腰围>90 厘米为肥胖，女性腰围>85 厘米为肥胖）

超重、肥胖的危害

超重、肥胖会导致高血压、糖尿病、血脂异常、冠心病、脑卒中、癌症、睡眠呼吸暂停综合征、脂肪肝、动脉硬化、性激素异常等。

如何预防超重或肥胖？

√ 了解肥胖,充分认识肥胖对人体的危害。

√ 建立健康的生活方式:加强营养咨询,合理膳食;积极锻炼,儿童每天运动 60 分钟,成人每周运动 150 分钟;保证充足睡眠、戒烟限酒;保持心理平衡。

√ 在控制总能量的前提下,在膳食中添加核桃、亚麻籽或鳄梨,有助于改善代谢。

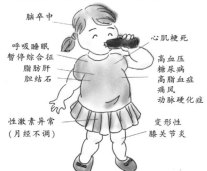

肥胖可导致的疾病

脑卒中
呼吸睡眠暂停综合征
脂肪肝
胆结石
性激素异常
(月经不调)
心肌梗死
高血压
糖尿病
高脂血症
痛风
动脉硬化症
变形性
膝关节炎

√ 避免小儿肥胖。孕妇妊娠后期,应控制饮食,避免胎儿营养过度而致肥胖;婴儿期,鼓励母乳喂养,合理添加辅食,不要过度喂养;儿童期,养成良好的进食习惯,平衡膳食,适当增加膳食纤维的摄入,严格控制零食摄入,尤其是含糖量较高的零食及碳酸饮料。

★TIPS： 减肥什么时候都不晚,肥胖是一种可以预防的疾病。
管住嘴,迈开腿,少吃多动。
均衡饮食,控制碳水化合物和脂肪的摄入。
坚持有氧运动,如跳绳、骑自行车、慢跑、游泳、散步等。
每次有氧运动不少于 30 分钟,每周 3~5 次。

28 健康素养第 28 条

膳食应当以谷类为主，多吃蔬菜、水果和薯类，注意荤素、粗细搭配

● **什么是膳食？**

膳食是指我们日常食用的饭菜，可分为五大类：即谷类及薯类，动物性食物，豆类及坚果，蔬菜、水果及菌藻类，纯能量食物（包括动植物油、淀粉、食用糖、酒类）。上述五类食物中的多种食物组成的膳食，能满足人体对各种营养的需求。

● **主食以谷薯类为主**

谷类食物含有丰富的碳水化合物，它是提供人体所需能量的最基础的食物来源。以谷类为主的膳食既能提供充足的能量，又可避免摄入过多的脂肪，对预防心脑血管疾病、糖尿病和癌症等非常有益。
（成人每天摄入 250~400 克的谷薯类食物，其中全谷类食物 50~150 克，薯类 50~100 克，粗杂粮应占主食的 1/3 左右）

● **多吃蔬菜、水果**

蔬菜、水果是维生素、矿物质、膳食纤维和植物化学物质的重要来源。薯类含有丰富的淀粉、膳食纤维以及多种维生素和矿物质。
蔬菜、水果和薯类能够保持肠道正常功能，调节免疫力，降低肥胖、糖尿病、高血压等慢性疾病的患病风险。
建议成年人每天吃蔬菜 300~500 克，水果 200~350 克。其中应有一半以上的深色蔬菜，保证绿叶蔬菜的摄入量。
不能用果汁代替水果。

🔵 鱼、肉、蛋

这三类食物是优质蛋白质的主要来源。鱼、肉建议每人每天摄入 40 ~75 克,蛋类 40~50 克。

每天吃 1 个鸡蛋,水产类和禽畜肉分开在两餐吃。

🔵 奶、豆、坚果

每人每天应摄入 300 克奶制品、30~50 克大豆和坚果。牛奶选全脂奶,因为脱脂奶会将脂肪粒中的维生素 A 和维生素 D 一起脱去。

每天 1 盒牛奶或无糖酸奶, 或 200 毫升纯牛奶+100 毫升普通酸奶。

适量吃坚果,每次 10 粒左右。

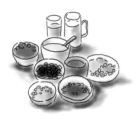

🔵 盐、油

每人每天摄入小于 6 克的盐和 25~30 克的烹调油,以植物油为主。

⚪ 为什么要荤素、粗细搭配?

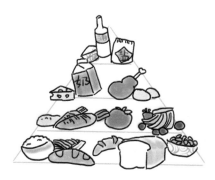

没有不好的食物, 只有不合理的膳食,关键在于营养均衡;

食物多样化才能摄入更多有益的植物化学物质;

谷类为主是平衡膳食的基本保证;

粗细搭配更有利于合理摄取营养素。

29

健康素养第 29 条

提倡每天食用奶类、豆类及其制品

奶类及其制品

奶类及其制品包括鲜奶(即消毒奶)、奶粉(全脂奶粉、脱脂奶粉、婴儿配方奶粉)、炼乳(淡炼乳、甜炼乳)和酸奶等,除了含有丰富的蛋白质外,还含有丰富的矿物质。建议成人每天饮用 300 克牛奶或相当量的奶制品。

饮用奶制品的好处有哪些?

钙质易于被人体吸收;
可坚固骨骼和牙齿;
可促进儿童、青少年的生长、发育及骨骼健康;
可减少中老年人骨质流失。

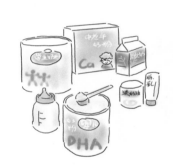

哪些人不适宜饮用牛奶?

乳糖不耐受者不宜喝:此类人群可以用酸奶代替,需在餐后饮用。
腹部手术后不宜喝:因为手术后肠道处于低功能状态,需禁食。术后 2~3 天,肛门排气后,可予少量流质饮食,避免进食牛奶等胀气食物。
消化系统有溃疡者不宜喝:牛奶能刺激胃肠黏膜分泌大量胃酸而使病情加重。
缺铁性贫血不宜喝:牛奶会影响食物中铁的吸收和利用,不利于贫血患者恢复健康。
胆囊炎和胰腺炎患者不宜喝:牛奶可加重胆囊和胰腺的负担,进而加重病情。
腹泻时不宜饮用牛奶。

● 豆类及其制品

豆类泛指豆科植物,豆制品是以大豆、绿豆、蚕豆等豆类为主要原料加工而成的食品,如豆腐、豆浆、千张、腐竹等,建议成人每天摄入 30~50 克大豆或相当量的豆制品。

● 喝豆浆的好处有哪些?

降压、降脂、降血糖,改善血液循环,保护心血管;
延缓衰老,豆浆中含有的硒、维生素 E、维生素 C,有很好的抗氧化功能;
保持肠道通畅;
养颜,豆浆中含有植物雌激素、异黄酮、卵磷脂等物质,有调节女性内分泌的功能。

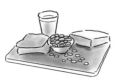

● 喝豆浆时,应注意哪些事项?

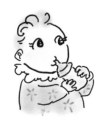

未煮熟的豆浆不能喝;
喝豆浆不要过量,成人每天饮用不要超过 400 毫升,儿童不超过 200 毫升,过量易致腹胀;
一岁以下的宝宝不能喝豆浆,一岁以上的孩子少喝;
胃肠疾病患者、痛风患者、肾结石患者不宜喝豆浆。

30 健康素养第 30 条

膳食要清淡，要少油、少盐、少糖，食用合格碘盐

● 什么是清淡饮食？

清淡饮食指的是少油、少盐、少糖、忌辛辣的饮食，也就是口味比较清淡的饮食。清淡饮食最能体现食物的真正味道，能最大限度地保留食物的营养成分。

● 过多摄入油、盐、糖的危害

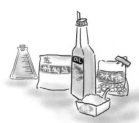

油：过多可增加脂肪摄入，导致肥胖、高血脂、动脉粥样硬化等多种慢性疾病；
盐：过多易患高血压；
糖：过多易患龋齿、超重、肥胖、糖尿病等。

● 建议每人每天油、盐、糖的摄入量

油：每人每天烹调油用量 25~30 克，不超过 30 克/天，并且最好搭配多种植物油食用，尽量少用或不用动物油和人造黄油或起酥油；
盐：成年人每天食盐（包括酱油和其他食物中的食盐量）的摄入量不超过 6 克；
糖：平衡膳食中不要求添加糖，若需要摄入，建议每人每天摄入量不超过 50 克，最好控制在每天 25 克以下。

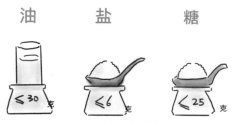

建议每人每天油、盐、糖的摄入量

如何控油、减盐、降糖、忌辛辣?

控油

使用带刻度的油壶来控制炒菜时的用油量;

选择合理的烹调方法,如蒸、煮、炖、拌等,使用煎炸代替油炸;

少吃富含饱和脂肪和反式脂肪酸的食物,如饼干、蛋糕、加工肉制品等。

减盐

对每天食盐摄入采取总量控制,用量具量出,每餐按量放入菜肴;

如果菜肴需要放酱油和酱类,应按比例减少食盐用量(20 毫升酱油含 3 克盐,10 克酱油含 1.5 克盐);

习惯过咸食物者,为满足口感的需要,可在烹调菜肴时放少许醋,通过提高菜肴的鲜香味,帮助自己适应少盐食物。

降糖

建议不喝或少喝含糖饮料;

减少糕点、甜点等的摄入;

在烹调中尽量少加糖;

在饮品中尽量少加糖或不加糖。

忌辛辣

尽量少食辣椒、胡椒、花椒等辛辣类食物。

使用合格碘盐

碘盐又称碘化盐,是一种加入了少量碘(如碘酸钾)的食用盐,用于预防食用者的碘缺乏病。

成人缺碘可导致缺碘性甲状腺肿大,儿童缺碘可影响智力发育,严重缺碘可导致发育不良、身材矮小、痴呆等。

高碘地区的居民、甲状腺功能亢进患者、甲状腺炎患者等不宜食用碘盐。

★TIPS: | **购买碘盐时**

识别碘盐防伪标识;

去食盐专营店或正规超市购买;

如有疑问,可咨询疾控中心的专业人员。

31

健康素养第 31 条

讲究饮水卫生,每天适量饮水

🔵 水是生命之源

水是构成人体的重要组成部分,是七大营养素(矿物质、脂类、蛋白质、维生素、碳水化合物、水和膳食纤维)之一。水对维持人体健康有重要作用,因此,科学、合理、安全地饮用水,才能保障生命的健康。

🔵 什么是饮水卫生?

水在感官上,透明、无色、无异味;
肉眼观察无杂质,不含有致病微生物和寄生虫卵;
水中含有的化学物质对人体不造成急慢性中毒。

🔵 饮水不卫生的危害有哪些?

饮用受病原体污染的水可导致以下三类疾病。

√ 细菌引起的疾病:如疟疾、霍乱、伤寒等;

√ 病毒引起的疾病:如传染性肝炎等;

√ 寄生虫引起的疾病:蛔虫病、血吸虫病、钩端螺旋体病等。

🔵 什么样的水不能喝?

未煮沸的水、千滚水、重新煮开的水、蒸锅水。

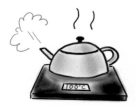

适量饮水

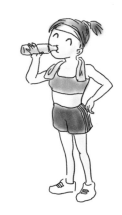

水分摄入量因人而异：健康成年人每天需要水的总量为 2 500 毫升左右。在温和气候条件下，轻体力活动的成年人每日最少饮水 1 500 毫升左右(7~8 杯水)。高温或强体力活动的条件下，应适当增加饮水量。

8:00

10:00

12:00

15:00

★TIPS：不要等口渴了才饮水。这些时候请你自觉端起水杯。

临睡前——适量饮水，可稀释血液黏稠度；

起床后——早餐前饮 1 杯水，水分能迅速进入血液中，稀释血液，改善夜间生理性缺水状态；

洗澡后——慢速饮水，可迅速补充人体水分；

发热时——少量多次地饮用温开水或温葡萄糖水，可及时补充水分；

空调房逗留半小时以上时——适当补充白开水、柠檬水、矿泉水等，可避免因空气干燥而造成的水分流失。

32 健康素养第 32 条

生、熟食品要分开存放和加工,生吃蔬菜、水果
要洗净,不吃变质、超过保质期的食品

何为生食、熟食?

分类	具体内容
生食	未经烹调、加工过的食品原料,如鱼、肉、蛋、禽等,包括冷冻食品、净菜
熟食	经过烹调、加工可直接食用的食品,如卤菜、火腿肠、包子、馒头、米饭、包装即食食品、凉拌菜等

生、熟食品如何分开存放?

存放过程"二分开":
盛放容器分开,容器加盖;
冰箱隔层或抽屉分开。
加工过程"三分开":
砧板、刀具、抹布等用具分开;
容器分开;
用水分开(生水、开水)。

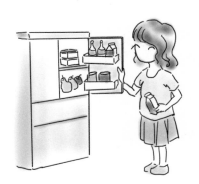

蔬菜、水果如何洗净?

清水浸泡:浸泡不少于 10 分钟;净水冲淋:冲淋 5 分钟,晾干;
擦洗:用软布或软毛刷洗刷各个部位;
使用专用洗涤剂:过氧乙酸、表面活性剂、农残降解酶等;
去皮:去皮前,先用清水浸泡、冲洗干净。

★TIPS: 购买包装食品时,要查看生产厂家名称、地址、生产
日期和保质期,不购买标识不明或过期的食品。

健康素养第 33 条

成年人每日应当进行 6~10 千步当量的身体活动,动则有益,贵在坚持

什么是身体活动?

身体活动主要包括体育锻炼活动和日常生活中的体力活动。

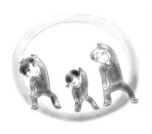

走路、骑自行车、打球、跳舞、上下楼梯、打扫房间、跑步、体操、游泳等都是身体活动。身体活动分为不同强度:低强度、中等强度、高强度。按类型可分为:有氧运动、无氧运动、抗阻训练。

每日应进行 6~10 千步当量的身体活动

> 1 千步当量 = 4 千米/小时中速步行 10 分钟
> = 洗盘子、熨衣服 15 分钟/手洗衣服 9 分钟
> = 慢跑 3 分钟/骑自行车 7 分钟/跳绳 3 分钟

身体活动有哪些好处?

有利于生长、发育,促进身体健康和降低患心脏病、高血压、糖尿病等疾病的风险;

有利于改善心理和生理状态,恢复人体体力和精力。

缺乏身体活动的危害有哪些?

缺乏身体活动,更容易患乳腺癌、直肠癌、糖尿病和缺血性心脏病,增加死亡风险。

儿童和青少年每天应进行≥60 分钟的中高强度身体活动,包含每周≥3 天的锻炼肌肉力量的运动。

34

健康素养第 34 条

吸烟和二手烟暴露会导致癌症、心血管疾病、呼吸系统疾病等多种疾病

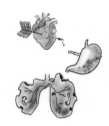

● **烟草的主要成分**

研究表明，烟草中含有的化学成分高达 4 700 多种。已查明的烟草中对人体有致癌作用的物质有 40 多种，如尼古丁(烟碱)、烟焦油、一氧化碳、氮氧化物、丙烯醛等。

● **吸烟和二手烟暴露会对全身各个系统产生什么危害呢?**

分类	具体表现
呼吸系统	吸烟引起肺癌或慢性阻塞性肺疾病的风险增加
心血管系统	引起冠状动脉粥样硬化和心律失常
消化系统	引起胃食管反流病
内分泌系统	吸烟与代谢综合征有相关性,可引起高血脂、高血糖、高血压、肥胖
肿瘤	吸烟可导致肺癌、口腔癌、鼻咽癌、膀胱癌、前列腺癌等
其他方面	引起男性不育、牙周疾病、传染病、抑郁等,孕妇吸烟可引起低出生体重儿

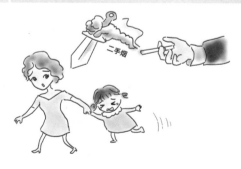

健康素养第 35 条

"低焦油卷烟""中草药卷烟"不能降低吸烟带来的危害

烟草成分致癌,你知道吗?

烟草和烟雾中含有 7 000 种化学物质、69 种已知的致癌物及具有很强成瘾性的尼古丁。"低焦油卷烟""中草药卷烟"不能减少吸烟带来的危害。

焦油的高低,不能作为卷烟危害性的评价指标

焦油:黏稠状物质,包含烟草中的多种致癌物。

低焦油不等于低危害。烟草业将 1 毫克、3 毫克、5 毫克以及 8 毫克等焦油含量的卷烟定义为低焦油卷烟。

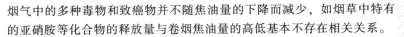

吸"低焦油"卷烟、"淡味"卷烟、"超淡味"卷烟、"柔和型"卷烟和"天然"卷烟对健康并无明显益处。换句话说,吸食这些卷烟也可以引起相关疾病。

烟气中的多种毒物和致癌物并不随焦油量的下降而减少,如烟草中特有的亚硝胺等化合物的释放量与卷烟焦油量的高低基本不存在相关关系。

卫生部《中国吸烟危害健康报告》

√ 不存在无害的烟草制品,只要吸烟即有害健康;

√ 吸加装滤嘴的卷烟不能降低吸烟对健康的危害;

√ 吸"低焦油卷烟""中草药卷烟"不能降低吸烟带来的危害;吸烟可以成瘾,称为烟草依赖;

√ 焦油降低,导致尼古丁摄入降低,从而导致吸烟者吸食低焦油卷烟行为的改变(如增加抽吸口数和频率、加深吸烟深度),使吸烟者实际吸入的焦油量并未降低。

36 健康素养第 36 条

任何年龄戒烟均可获益,戒烟越早越好,戒烟门诊可提供专业戒烟服务

为什么要戒烟?

研究证据表明,戒烟可降低或消除吸烟导致的健康危害。任何人在任何年龄戒烟均可获益,且越早戒烟,戒烟持续时间越长,健康的获益就越大。

《英国医学杂志》发表的研究表明,与一直吸烟的人相比,在 60、50、40 岁和 30 岁戒烟的人,寿命可分别延长 3、6、9 年和 10 年。

吸烟也是一种病

烟草中导致烟草依赖的主要物质是尼古丁。烟草依赖是一种慢性成瘾性疾病。吸烟成瘾,是一种慢性疾病,表现为主观上强烈渴求吸烟。

一旦吸烟者停止吸烟,就会产生烦躁不安、易怒、焦虑、情绪低落、注意力不集中、失眠等戒断症状。

如何戒烟? 戒烟怎么那么难?

吸烟者通过克制、忍耐和意志力戒烟,这叫"干戒"。

烟草依赖患者不易成功戒烟,常需依靠专业化的戒烟治疗。《中国临床戒烟指南》推荐的有效戒烟治疗方法包括药物戒烟、行为干预、戒烟咨询和戒烟热线等。

戒烟药物:尼古丁替代治疗药物、盐酸安非他酮缓释片和伐尼克兰。

戒烟门诊:专业化戒烟。

全国戒烟热线:400-888-5531

400-808-5531

公共卫生服务热线:12320

戒烟热线

戒烟反应应对方法

烟瘾越大,戒烟后越容易产生疲倦、紧张不安、
失眠等不适。

这些情况在戒烟1~2周后会逐渐消失。

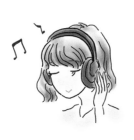

√ 疲倦:小睡片刻,多给自己一点睡眠时间;

√ 紧张不安:听听音乐,散散步,洗个热水澡;

√ 头痛:深呼吸或泡热水浴;

√ 情绪暴躁:告诉身边的人你正在戒烟,请他
们在戒烟期间予以谅解;

√ 失眠:下午6时后避免食入刺激性食物,如浓茶或辛辣食物,傍晚
时分适当运动一下;

√ 饥饿:准备一些健康的小零食,如坚果或水果。

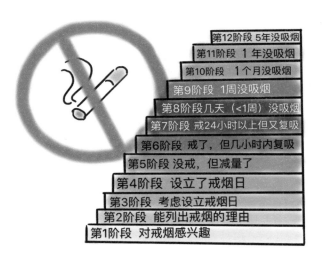

成功戒烟的12个阶段

第12阶段 5年没吸烟
第11阶段 1年没吸烟
第10阶段 1个月没吸烟
第9阶段 1周没吸烟
第8阶段 几天（<1周）没吸烟
第7阶段 戒24小时以上但又复吸
第6阶段 戒了,但几小时内复吸
第5阶段 没戒,但减量了
第4阶段 设立了戒烟日
第3阶段 考虑设立戒烟日
第2阶段 能列出戒烟的理由
第1阶段 对戒烟感兴趣

健康素养第 37 条

少饮酒，不酗酒

● **什么是酒？**

酒的主要成分是乙醇和水，几乎不含有营养成分。

酿造方式不同，酒精的含量也不同。酒主要分为白酒、红酒、啤酒、黄酒、米酒、预调酒。

● **每天可以喝多少酒？你喝多了吗？**

《中国居民膳食指南（2016 版）》建议：

儿童、少年、孕妇、乳母不应饮酒；

一天饮酒的酒精量：成年男性不超过 25 克，成年女性不超过 15 克。

酒精换算表

分类	25 克酒精	15克酒精
啤酒	750毫升	450毫升
葡萄酒	250毫升	150毫升
38°白酒	75 克	50克
52°白酒	50克	30克

● **什么是过量饮酒和危险饮酒？**

过量饮酒：男性饮酒者日均酒精摄入量超过 25 克，女性饮酒者日均酒精摄入量超过 15 克。

危险饮酒：男性饮酒者日均酒精摄入量 40~60 克，女性饮酒者日均酒精摄入量 20~40 克。

过量饮酒有什么危害？

认知障碍、脑血管意外、精神错乱、贫血、营养不良、肝硬化、胰腺炎、糖尿病、冠心病、心肌病、心律失常、高血压、脑卒中、消化道溃疡、消化道肿瘤。

短时间大量饮酒，可导致酒精中毒，表现为胡言乱语、昏昏沉沉、不省人事、意识不清，进一步发展可出现生命中枢麻痹，甚至死亡。

喝了多少算酒驾、醉驾？

饮酒驾车：车辆驾驶人员血液中的酒精含量≥20 毫克/100 毫升，<80 毫克/100 毫升的驾驶行为。

醉酒驾车：车辆驾驶人员血液中的酒精含量≥80 毫克/100 毫升的驾驶行为。

如果不小心喝酒了，多长时间能驾车？

一般情况下，人体每小时可以代谢 10~15 克的酒精。

简单的理解就是：喝 1 瓶啤酒 15 小时不驾车，喝 500 毫升白酒 24 小时不驾车，喝 250 毫升白酒 12 小时不驾车。

酗酒的危害有哪些？

酗酒对心脑血管的伤害很大，不仅会增加酒精性心脏病、高血压等风险，也是心肌梗死、脑梗死的发病原因。

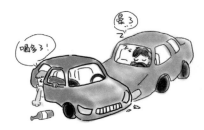

38

健康素养第 38 条

遵医嘱使用镇静催眠药和镇痛药等成瘾性药物,预防药物依赖

什么是药物依赖?

药物依赖表现为一种强迫性地需要继续或定期使用该种药物的行为和其他反应,目的是为了感受它的精神效应,或是为了避免由于停药造成的不适。药物依赖有身体依赖和精神依赖之分。

什么是药物滥用?

药物滥用是指背离医疗、预防和保健目的,反复、大量地使用一些具有依赖性潜力的药物,从而造成用药者对该药产生依赖状态。
特征:无节制反复用药。

药物滥用的危害

对个人危害
身心健康遭受摧残、急性毒性作用、慢性毒性损害、并发感染。

对社会危害
破坏家庭正常生活、促发犯罪行为、耗竭社会经济、阻碍社会发展。

可引起药物依赖反应的物质有哪些?

√ 麻醉药品:阿片类、可卡因类、大麻类等;
√ 精神药品:镇静催眠药、抗焦虑药、致幻剂等;
√ 其他:烟草、酒精、挥发性有机溶剂。

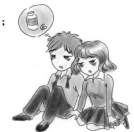

如何预防药物依赖?

严格遵医嘱用药;
避免合并使用致依赖性的药物;
及时与医生、药师沟通。

健康素养第 39 条

拒绝毒品

什么是毒品？

毒品是指鸦片、海洛因、吗啡、甲基苯丙胺（冰毒）、大麻、可卡因等国家禁毒公约和我国法律法规所规定管制的，能够使人形成瘾癖的麻醉药品和精神药品。

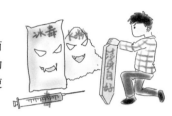

新型滥用物质，你知道吗？

每年有几十种新型滥用物质出现，有列管物质（如 k 粉、海洛因等）和未列管物质之分。毒品属于列管物质。有很多未列管物质因其不为大众所知，且表现形式隐蔽，反而危害更大，如近年出现的笑气、有机溶剂、止咳药水等。

吸食滥用物质的表现有哪些？

√ 不同滥用物质有不同的临床表现，有的对人体产生生理依赖，有的对人体产生心理依赖，有的对人体产生中毒症状，有的对人体产生不同脏器损害。以冰毒为例，它对人体产生急慢性中毒症状。

√ 急性毒性症状：血压升高、心动过速、心律失常、过度兴奋、高热，甚至出现惊厥、昏迷、死亡；

√ 慢性中毒症状：体重下降、步态不稳、情绪波动大、易激怒、注意力不集中、偏执；

√ 中毒性精神病：出现各种幻觉、妄想及冲动伤人、毁物的行为。

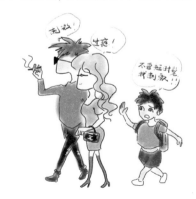

健康素养第 40 条

劳逸结合，每天保证 7~8 小时睡眠

● 疲劳有哪些危害呢？

√ 不仅损害机体健康，导致疾病，而且导致机体早衰，缩短人的正常寿命。
√ 由于剧烈运动或长期思考，大量消耗体内能量，导致生理功能下降、
工作效率降低。

● 过度疲劳有哪些行为表现？

注意力分散、行动怠慢、动作失调、工作能力下降、脑力劳动者思维过程
受损、情绪调节障碍。

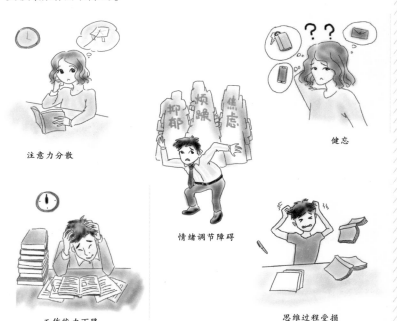

注意力分散

健忘

情绪调节障碍

工作能力下降

思维过程受损

● 失眠的危害

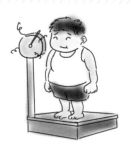

√失眠,可引起一定程度的代谢紊乱(特别是糖代谢)。

√睡眠不足是青少年肥胖的危险因素。

● 劳逸结合,每天保证 7~8 小时睡眠

睡眠是机体复原、整合和巩固记忆的重要环节,是维持机体健康不可或缺的组成部分。

生活规律对健康十分重要,因此,要劳逸结合,培养有益于健康的生活情趣和爱好。

> ★TPIS: 儿童每天需要 10~12 小时睡眠;
> 青少年每天需要 9 小时睡眠;
> 成人每天需要 7~8 小时睡眠;
> 老年人每天需要 9 小时睡眠。

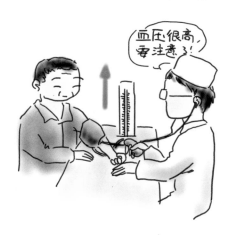

41

健康素养第 41 条

重视和维护心理健康,遇到心理问题时应当主动寻求帮助

什么是心理健康及其内涵?

心理健康是指智力正常,情绪稳定、协调;能适应环境,在人际交往中能彼此谦让;有幸福感;在工作和职业中能充分发挥自己的能力,过有效率的生活。

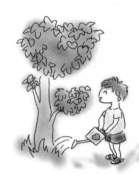

心理健康包括两层含义:一是指无心理疾病,这是判断心理是否健康的基本条件;二是指具有一种积极发展的心理状态,即能够维持自己的心理健康,主动减少问题行为和解决心理困扰。

如何判断心理健康与否?

√ 是否有人际交往的障碍?
√ 是否情绪恶劣?
√ 是否有查不清楚原因的躯体痛苦?
√ 工作、学习和注意力是否明显下降?
√ 是否有反常的、自己控制不了的行为?
√ 是否极度讨厌自己和厌恶别人?
√ 是否有荒唐、怪诞的思维或令人不解的语言?
√是否有睡眠不好?

一般心理问题有哪些？

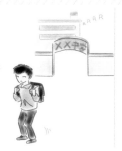

青少年：厌学、考试焦虑、恋爱问题；
成年人：工作问题、各种家庭问题；
老年人：失落孤独感、自杀、家庭暴力、强迫症、
焦虑症、抑郁症、躁狂症、精神分裂症等。

分类	具体内容
一般心理问题	社会功能没有明显受损，工作效率下降，通过咨询可以改善
严重心理问题	社会功能受损相对严重，行为偶尔会失控，通过咨询和就诊精神科可以得到改善
心理疾病	社会功能严重受损，不能工作，必须进行药物治疗

严重心理问题有哪些？

进食障碍：如贪食、神经性厌食等；睡眠障碍：如睡眠节律紊乱等；成瘾性行为：如酗酒、网络成瘾等；各种性障碍：如恋物癖、异装癖等；自杀、家庭暴力等。

心理疾病有哪些？

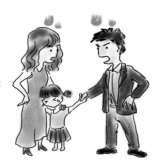

神经性障碍：如强迫症、焦虑症、疑病症、
恐怖症等；
重性精神病：如抑郁病、躁狂症、双相障
碍、精神分裂病等。

遇到心理问题，如何解决？

通过调节自身情绪、服用相关药物和
进行专科咨询来加以改善。

42 健康素养第 42 条

勤洗手、常洗澡、早晚刷牙、饭后漱口,不共用毛巾和洗漱用品

● **勤洗手**

按照正确的方法洗手,使用洁净的流动水和肥皂或洗手液洗手,能有效地防止感染及传播疾病。
每个人都应该养成勤洗手的习惯:制作食物前要洗手,饭前便后要洗手,外出回家先洗手。

● **如何正确地洗手?**

六步洗手法

以一手为例,具体操作如下:
1.掌心相对,手指合拢,相互搓揉,洗净手掌;
2.手心对手背,手指交叉,沿指缝相互搓揉,洗净手掌;
3.掌心相对,双手交叉,相互搓揉,洗净指缝;
4.双手轻合成空拳,相互搓揉,洗净指背;
5.一手握住另一手的大拇指,旋转搓揉,洗净大拇指;
6. 将一手拇指指尖并拢在另一手的掌心处,搓揉,洗净指尖;
接下来,再以同样的方法清洗另一手。

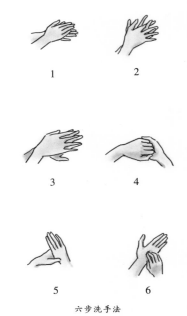

六步洗手法

● 洗手能防止疾病的感染与传播

防止病从口入
可预防手足口病、菌痢、甲型肝炎、霍乱等。

防止因密切接触而传播疾病
可预防红眼病、皮肤病、流行性感冒等。

● 常洗澡

常洗澡的好处:去污垢、除病菌、促循环、通经络。
勤洗头、勤理发,勤洗澡、勤换衣,能及时清除皮肤表面的灰尘、细菌。

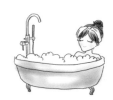

● 早晚刷牙、饭后漱口

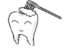

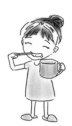

按照正确的方法刷牙:吃东西、喝饮料后要漱口,及时清除口腔内的食物残渣,保持口腔卫生。
提倡使用牙线。

● 不共用毛巾和洗漱用品

√ 洗头、洗澡和擦手的毛巾应保持干净,并且做到一人一盆一巾;
√ 不与他人共用毛巾和洗漱用具,防止沙眼、急性流行性结膜炎、皮肤疾病等传染性疾病的发生;
√ 不与他人共用牙刷、刷牙杯,牙刷出现刷毛卷曲应立即更换,一般3个月更换一次。

43

健康素养第 43 条

根据天气变化和空气质量,适时开窗通风,保持
室内空气流通

● **什么样的空气称之为新鲜的空气?**

新鲜空气是指包含氧气、氮气和一定的空气湿度(水)在内的,不含有瓦斯、粉尘、有毒有害气体的空气。

● **通常所说的室内空气中可能会含有哪些有害物质?**

通常可能含有的有害物质包括甲醛、一氧化碳、各种病毒或致病菌等。

● **开窗通风可以预防哪些呼吸道疾病?**

可预防鼻炎、哮喘、气管炎、肺炎、肺结核、流行性感冒、流行性腮腺炎、麻疹、风疹、水痘、流行性脑炎等。

● **怎样预防呼吸道传染病?**

冬春季节注意保暖;多进行户外运动增强体质;经常洗手;注射疫苗;开窗通风。

● **何时开窗通风为好?**

√ 开窗时间建议为上午 9–11 点, 下午 2– 4
点,通常上下午各 1 次。这是因为上午 9 点以
后污染空气下沉,污染物质减少,且没有反流
现象。
√ 每次开窗的时间不少于半小时。
√ 雾霾、沙尘天气出现时,应关闭门窗。遇到
持续雾霾天气时, 可选择空气污染相对较轻
的时段,定时通风换气。

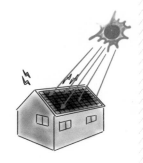

雾霾天如何选择口罩？

棉布口罩
两层棉布中间夹一层棉絮，对迷住眼睛的
大颗粒灰尘有效，要注意及时清洗；
医用外科口罩
对隔离中颗粒灰尘效果好；
PM2.5 口罩
封闭隔离效果好，但易引起缺氧；不适用
于有呼吸道疾病的人群、老人、小孩；戴半
小时后最好取下来透气，戴 8 小时后应更
换新口罩。

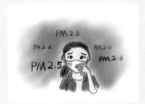

如何防止空气污染？

使用相对纯净的燃料，减少污染；
对排放的污染气体进行过滤；
充分利用风能、太阳能、潮汐能等清洁能源，减少石
油的使用量；
保护植被，增加地球绿化面积；
增强人类环保意识，加强治理污染。

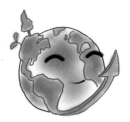

绿化面积增加

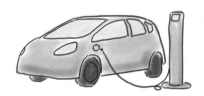

新能源汽车

健康素养第 44 条

不在公共场所吸烟、吐痰，咳嗽、打喷嚏时遮掩口鼻

什么是二手烟？

二手烟是指不吸烟者吸入吸烟者呼出的烟雾或卷烟燃烧产生的烟雾，也称非自愿吸烟。

二手烟对妇女、儿童有什么危害？

丈夫吸烟量的增加，可增加妻子患脑卒中或乳腺癌的概率。

丈夫吸烟量（支/天）	妻子患脑卒中危险性的概率
1~9	28%
10~19	32%
>20	62%

二手烟可增加婴儿患猝死综合征而夭折的概率，损伤其肺功能，增加患支气管哮喘、肺炎和中耳炎的风险。

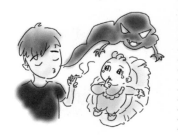

二手烟有"安全暴露"水平吗？

没有。每燃烧 1 支烟所形成的烟雾中含有的苯并芘高达 180 纳克，即在一个 30 立方米容积的房间就会形成 6 纳克/立方米，远远超过卫生标准（1 纳克/立方米）。

二手烟导致哪些肿瘤？

二手烟可导致不吸烟者患有肺癌；二手烟中含有 20 种已知的致癌物质，可导致女性乳房出现明显的基因损伤。

如何远离二手烟？

工作场所禁烟；公共场所禁烟；乘坐公共交通工具时，场所内应完全禁烟。

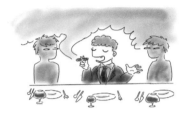

随地吐痰传播哪些疾病？

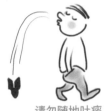

请勿随地吐痰

随地吐痰可传播肺结核、流行性感冒、流行性脑脊髓膜炎、麻疹等呼吸道传染病。

细菌和病毒也可存在于痰液中，在痰液变干后其中的病菌飘至空气中传播至他人，有些细菌可在痰液中存活 6 个月。

您知道打喷嚏的威力有多大吗？

上下班高峰时期或在人口密集区域，如果打喷嚏，1 个喷嚏可在 2 秒内将飞沫喷至扶手、座位、门把手等处，5 分钟内可将感冒病毒传染给 150 个人。

咳嗽和打喷嚏时，应怎样避免传染给他人？

咳嗽或打喷嚏时，应用纸巾或手帕遮掩口鼻，然后将纸巾扔进垃圾桶，或将手帕清洗干净后再使用。

没有携带纸巾和手帕时，可用手肘、上臂内侧或衣领内侧遮掩口鼻。

如患有呼吸系统的疾病，还需要戴上口罩。

45

健康素养第 45 条

农村使用卫生厕所,管理好人畜粪便

● 农村使用卫生厕所的目的和意义?

√ 预防肠道传染病和寄生虫的发生,保护人民群众的身体健康,增加肥料来源,提高肥效,促进生态农业的发展;

√ 可改善环境,提高群众生活质量,是建设小康生活不可缺少的卫生措施;

√ 可移风易俗,是农村精神文明建设的重要内容,是社会文明程度的重要标志。

● 什么是厕所、卫生厕所?

> **厕所**
> 是指周围有墙、可供人们大小便的场所。

> **卫生厕所**
> 特点:"三不、二无、一处理",即"三不":天不漏雨,人不露身,地不漏粪;二无:厕室清洁,基本无蝇,基本无臭;一处理:粪便定期清除,并进行无害化处理。

● 您知道"世界厕所日"吗?

每年的 11 月 19 日设立为"世界厕所日",联合国希望鼓励各国政府展开行动,改善环境卫生及建立卫生习惯。这些行动对于减少霍乱、肠道寄生虫、痢疾、肺炎、腹泻及皮肤感染等疾病有很大益处。

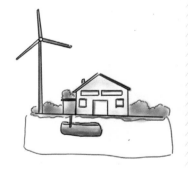

● **农村使用卫生厕所能带来哪些好处？**

可以改善环境、清洁卫生、减少疾病和促进村民健康。

● **农村卫生厕所有哪些种类？**

主要有三格化粪池式、双瓮漏斗式、三联式沼气池式、粪尿分集式、完整下水道水冲式、双坑交替式等 6 种类型。

● **为什么要进行人畜粪便管理？**

每克粪便中的细菌数可达 150 亿个，大多数是无害的，但是有些病毒、细菌和寄生虫具有致病性。而"粪"对肠道传染病的传播具有绝对媒介作用，所以要有效管理粪便，才能有效控制肠道传染病。

○ **常见的粪口感染途径有哪些？**

主要有食物、手、餐具和饮用水。

传播途径	引起人群感染的主要原因
食物	食物未洗干净或制作中受到污染
手	饭前便后不洗手
餐具	餐具未洗干净或使用前没有消毒
饮用水	饮用水受到污染

○ **禽畜粪便如何管理？**

如果是一家一户少量饲养禽畜，一般可采用收集后与人粪一起堆肥；如果是规模养殖企业，一般采用沼气发酵、直接堆腐发酵等生物发酵模式。对鸡粪等含水率低的粪便可以直接晾晒、烘干等，处理后可作为有机肥或饲料使用。

46 健康素养第 46 条

科学就医, 及时就诊, 遵医嘱治疗, 理性对待诊疗结果

● 生病后, 如何选择医院?

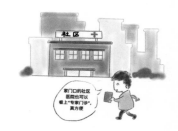

√ 合理利用医疗卫生资源, 选择合法适宜的医疗卫生服务, 选择合法医疗机构, 遵从分级诊疗, 避免盲目去大医院就诊。

√ 生病后及时就诊, 早诊断、早治疗, 避免延误治疗的最佳时机。

● 偏方真的能治大病吗?

偏方没有科学依据, 具有偶然性, 存在一定的治疗风险, 有时甚至会延误治疗, 所以不要轻信偏方, 不要凭一知半解、道听途说自行买药治疗, 不要有病乱求医, 更不要相信不科学的治疗方法。

● 如何选择就诊科室?

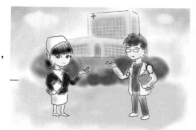

可咨询社区全科医师寻求专业意见, 或咨询医院分诊导医台的意见。

● 就医时, 需要携带哪些资料?

就医时, 需要携带有效身份证件、既往病历或体检报告及各项检查资料。

就医时，应注意哪些事项？

> 就医过程中，注意文明有序就医，如实向医生提供病情资料，包括
> 发病诱因、时间、症状、治疗过程、治疗前后变化等。

如何配合医生治疗？

√ 遵医嘱按时按量用药，按照医生的要求调配饮食以及确定活动量；
√ 改变不健康的生活行为方式；
√ 不要同时使用多种方案治疗；
√ 按医生要求及时复诊。

如何理性对待诊疗结果？

医学能够解决的健康问题是有限的，不要盲目地将疾病引起的不良后
果归结于医护人员的责任心和技术水平。

如果对诊疗有疑问，应通过正当渠道或法律手段来解决，不能扰乱医疗
秩序或伤害医护人员。

医患双方是战胜疾病的战友。

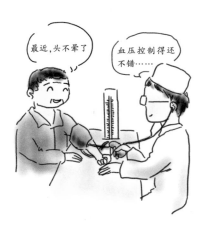

健康素养第 47 条

合理用药，能口服不肌注，能肌注不输液，在医生指导下使用抗生素

什么是药品？什么是抗生素？

药品是指用于预防、治疗、诊断人的疾病，有目的地调节人的生理功能并规定有适应证或功能主治、用法和用量的物质。大家最熟悉的有中药、西药等。

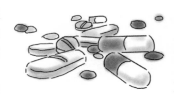

抗生素俗称"消炎药"，是指能够杀死或抑制细菌、真菌或其他微生物的一类物质，如青霉素、头孢菌素等。

感冒需要用抗生素吗？

90%以上的感冒是由病毒引起的，由细菌引起的只是少数，所以一感冒就服用抗生素的做法是错误的。

发热需要使用抗生素吗？

发热的原因很多，抗生素只针对细菌和部分其他微生物有效。如果还没有弄清楚发热的原因，就使用抗生素，不但可能没有效果，而且还会导致细菌耐药。

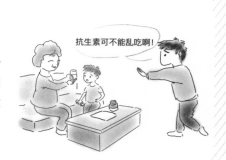

抗生素可不能乱吃啊！

抗生素越贵越好吗？

这种认识是错误的。每种抗生素都有其自身的特性，必须因人因病加以选择。贵的抗生素如果覆盖不到所感染的病原体，也是没有效果的。

为什么"是药三分毒"？

药物既可以治疗疾病，也可以导致疾病。药物在身体内要经过肝肾代谢、血液循环，所以可能会导致某些脏器功能的损害，比如阿司匹林可以退热，也可以引起肝损害、肾衰竭。

抗生素对人体有哪些危害呢？

抗生素可引起人体发生过敏反应，如恶心、呕吐，肝肾损害，听力下降，肌肉溶解，甚至因发生过敏性休克而死亡。

怎样避免抗生素对人体的危害？

通常的应用原则是能不用就不用，能少用就不多用，能口服不肌注，能肌注不输液。

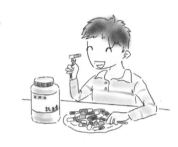

静脉输液危险吗？

静脉输液是最危险的给药方式。它使药物未经过人体天然屏障的过滤而直接进入人体血液循环中，可导致人体发生医源性感染、过敏、发热、心力衰竭或静脉炎等。

什么情况下选择静脉输液？

当患者出现吞咽困难，不能口服药物时；或有严重吸收障碍时；或患者病情危重，病情发展迅速时。

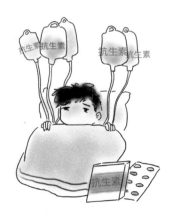

97

48

健康素养第 48 条

戴头盔，系安全带，不超速、不酒驾、不疲劳驾驶，减少道路交通伤害

● **我国道路交通事故的主要原因是什么？**

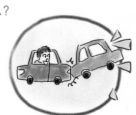

主要原因有超速行驶、驾车不系安全带、驾车打手持电话、变道或超车不开转向灯、违法停车、人行横道线前不让行或酒后驾车、违法超载或在高速行车道上疲劳驾驶等。

● **安全带适用于什么样的人群？**

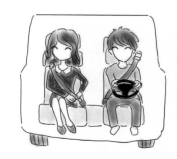

安全带适合体重 36 千克、身高 140 厘米以上的人使用。儿童不能直接使用安全带，应在安装儿童安全座椅后使用安全带。

● **超速行驶有哪些危害？**

主要危害有影响驾驶人的判断力、增加车辆安全驾驶的技术难度以及加重交通事故的严重程度。

● **饮酒对驾驶员有什么影响？**

主要有触觉能力减退、判断能力和操作能力降低、视觉障碍、心理变态。酒后驾车发生事故的概率是非酒后交通事故的 26 倍。

什么是疲劳驾驶？

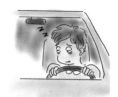

驾驶人在长时间连续行车后，易产生生理、心理上的功能失调，在客观上可出现驾驶技能下降的现象。轻度疲劳会出现换挡不及时、不准确，中度疲劳会出现动作呆滞，重度疲劳会出现短时间睡眠现象，严重时还会失去对车辆的控制能力。

如何预防疲劳驾驶？

√ 保证充足的睡眠时间和良好的睡眠质量；

√ 科学安排行车日程，注意劳逸结合；

√ 长途行车过程中合理安排自己的休息方式；保持良好的车内环境；

√ 养成良好的饮食习惯，提高身体素质。

改善疲劳驾驶的方法有哪些？

用冷水洗脸或刺激面部；

喝一杯热茶或咖啡；

停车到驾驶室外活动肢体，呼吸新鲜空气，促进精神兴奋；

听音乐或将音响声音稍调大，促使精神兴奋；

停车，做弯腰动作，进行深呼吸，使大脑兴奋；

停车，用双手适度拍打头部，疏通经络，加快人体血液循环，促进新陈代谢和大脑兴奋。（上述方法仅可暂时解除疲劳，根本上还是应该保证驾驶员的充分休息）

49

健康素养第 49 条

加强看护和教育,避免儿童接近危险水域,预防溺水

如何防范溺水？

家长和老师应加强对儿童进行教育,对周边水域进行排查,并设立溺水警示牌或警告标语。

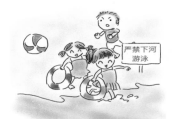

哪些场所是危险水域？

儿童不能擅自下水库、山塘、河边及沟渠游泳及玩耍,尤其是野外水域。

游泳前为什么需要做热身运动？

热身运动可防止运动损伤及在水中发生抽筋。运动量一般达到身体微微出汗即可。

水中抽筋的原因有哪些？

√ 没有做热身运动;
√ 体温与水温之间的差异大;
√ 过度疲劳;
√ 饥饿,因能量不足而导致全身抽筋。

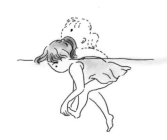

发现有人溺水,应该怎么做？

立即呼救,或将救生圈、竹竿、木板抛给溺水者,再将其拖到岸边施救。

下水营救溺水者,应该采取什么姿势?

水性好的施救者可以从溺水者背面或者侧面接近他,在不被溺水者抓住的情况下,再用仰泳或侧泳等姿势将溺水者拉至岸上。

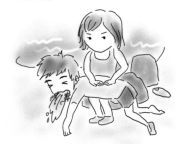

溺水时,该如何自救?

√ 不要慌张,发现周围有人时,立即呼救;

√ 放松全身,让身体漂浮在水面上,将头部浮出水面,用脚踢水,防止体力丧失,等待救援;

√ 身体下沉时,可将手掌向下压。

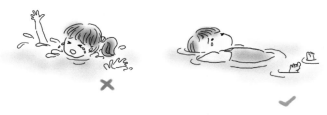

将溺水者救出后,如他已经昏迷,应该如何施救?

迅速联系"120";并清除其口鼻中的污泥、杂草及分泌物,保持其呼吸道通畅;进行心肺复苏。

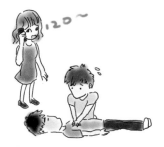
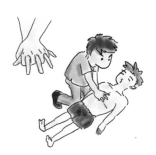

健康素养第 50 条

冬季取暖注意通风，谨防煤气中毒

● **哪些设备可引起煤气中毒？**

容易引起煤气中毒的设备有煤炉、炭火盆、使用粒炭的火锅。

● **如何防止煤气中毒？**

注意通风排气；购买质量合格的炉具；经常检查、清扫烟囱；经常查看煤气、液化气管道的阀门，如发现有泄漏时，及时请专业人员维修。

● **煤气中毒有什么表现？**

分型	具体内容
轻度中毒	可出现头痛、头晕、失眠、视物模糊、耳鸣、恶心、呕吐、全身乏力、心动过速
中度中毒	除上述症状加重外，口唇、指甲、皮肤黏膜出现樱桃红色，多汗，血压、心率不稳，烦躁
重度中毒	患者迅速进入昏迷状态

● **发现有人煤气中毒，应该怎么办？**

迅速开窗通风；

拨打"120"，将其送往医院进行高压氧治疗；

必要时，进行胸外按压和人工呼吸。

● 室内没有煤烟是否表明没有煤气中毒？

错误,煤气是一种无色无味的气体,煤气中毒是在不知不觉中发生的。

● 用湿煤封火或放一盆水就不会引起煤气中毒吗？

错误,一氧化碳难溶于水,而且水分和煤在高温下可发生化学反应,会产生更多的一氧化碳而增加中毒的危险性。

● 火炉上烤枣核、橘皮可以解一氧化碳中毒吗？

错误,这些香型物质只能增加室内空气的清香,而不能稀释煤气浓度和预防煤气中毒。

● 门窗上有缝隙,就不会引起煤气中毒吗？

错误,空气的相对密度较煤气要高,如果门窗处于低处,则煤气不易排出。因此,门窗有缝隙也可发生煤气中毒。

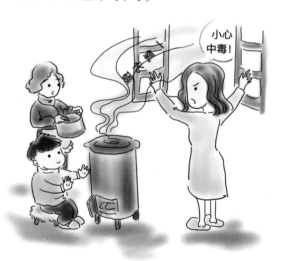

健康素养第 51 条

主动接受婚前和孕前保健,孕期应当至少接受
5 次产前检查并住院分娩

● **婚前必须婚检吗?**

婚检采取自愿方式,但婚后想要
生宝宝,办理准生证时是需要提
供婚检结果的。

● **婚检必查哪些项目?**

法定传染病:艾滋病、梅毒、淋病、乙肝等;
有无精神病、生殖系统畸形、先天性遗传病;
配偶双方有无血缘关系。

● **孕前多久可进行孕前检查?**

建议孕前 3~6 个月开始,夫妻双方均应进行检查。

● **孕前检查哪些项目?**

血常规、生殖系统检查、
TORCH 检查、肝功能、尿常
规、口腔、妇科内分泌、ABO
溶血、染色体异常等项目。

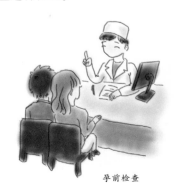

孕前检查

怀孕多少周时应进行产检？

孕期 12 周开始进行产前检查，以后每个月产检 1 次, 36 周开始每周产检 1 次。

孕期用药对胎儿有影响吗？

√ 着床前期用药,对胚胎影响不大;
√ 着床后至孕 12 周,是药物的致畸期;
√ 孕 12 周后,药物的致畸作用减弱,如果必须用药,请咨询医生。

放射线暴露对妊娠有什么影响？

我国《辐射防护条例》规定,需要射线检查的方法不适用于妊娠妇女。参照美国的相关标准——妊娠最初 3 个月内,禁止 X 线检查,之后累积量应小于 5rad(相当于 5 次胸透、50 次胸片)。

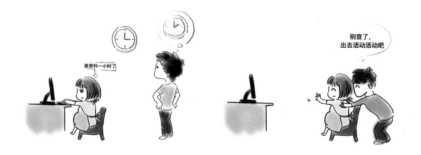

52

健康素养第 52 条

孩子出生后应当尽早开始母乳喂养，满 6 个月时合理添加辅食

孩子出生后多久开始母乳喂养？

尽早开始母乳喂养：分娩后 30 分钟以内要与母亲皮肤接触，接触时间不少于 30 分钟。出生后 30 分钟内开始吸吮母亲乳房。

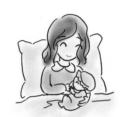

出生至 6 个月的婴儿最佳的喂养方式是什么？

纯母乳喂养。

什么是初乳？

产后 5~7 天内母亲分泌的乳汁，呈蛋黄色或橘黄色，质稠，量少，含有丰富的蛋白质和免疫物质。

如何成功进行母乳喂养？

早接触、早开奶、早吸吮，母亲保证充足的睡眠、均衡的饮食营养、快乐的心情，母亲学会正确的哺乳姿势，婴儿学会正确的含接姿势。

哺乳的姿势有哪些？

侧卧式、橄榄球式和交叉式、摇篮式。

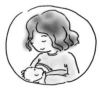
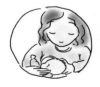
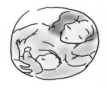

摇篮式　　　交叉式　　　橄榄球式　　　侧卧式

母乳充足的情况下，多久开始添加辅食？

即使母乳非常充足，当婴儿满 6 个月时也要
添加辅食。这是因为纯母乳喂养可能会导致
婴儿缺铁。

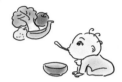

添加辅食时，应首先添加何种辅食？

首先应添加强化铁米粉，因为其成分配比相
对均衡，味道接近母乳。通常每天 2 次，喂奶
前喂，从 2 勺开始。

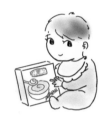

添加辅食时，出现腹泻怎么办？

出现腹泻、皮疹、呕吐等症状，应立即暂停所添加的辅食。3~7 天后再重
新添加同一种辅食，如果出现同样的症状，应考虑婴儿对此食物有不耐
受反应，需停止添加辅食至少 3 个月。

1 岁以内的婴儿可以在辅食中添加盐吗？

不能。由于婴儿的肾脏发育还不健全，过早地添加盐会增加其肾
脏负担。且婴儿在 1 岁以内每天需要的盐不到 1 克，通常可直接
从母乳或配方奶中获取，故 1 岁以内的婴儿不需要额外在辅食中
添加盐。

53

健康素养第 53 条

通过亲子交流、玩耍促进儿童早期发展，发现心理、行为发育问题要尽早干预

● **如何界定儿童？**

时期	年龄阶段
婴儿期	0–1 岁
幼儿期	1–3 岁
学龄前期	3–7 岁
学龄期	7–14 岁

● **儿童成长敏感期有哪些？**

时期	年龄阶段
语言第一敏感期(1.5–2.5岁)	家长可多与孩子说话、讲故事
自我意识敏感期(1.5–3岁)	儿童开始说"不"，建议只需适当阻止，无须谴责和说教
色彩敏感期(3–4岁)	建议家长和孩子一起涂鸦
逻辑思维敏感期(3–5岁)	儿童不断追问"为什么"，建议家长保护孩子的好奇心，与其一起寻找原因
人际关系敏感期(4.5–6岁)	建议家长开始人际关系相处的引导
数学、认字敏感期(5–7岁)	可以锻炼孩子购买物品的行为、认字

● **通过亲子交流、玩耍，促进儿童早期发展**

亲子交流包括父母之间的沟通、父母与孩子之间的沟通。
父母之间的沟通：家庭以及父母关系要和谐，在教育方法
上要一致；
父母与孩子之间的沟通：父母要了解孩子成长阶段的心理特征，理解孩子的行为，保护孩子的自尊心和自信心。

儿童成长中有哪些心理、行为发育问题？

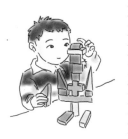

√ 孤独症：3 岁前出现发育异常，表现为社交障碍、语言交流障碍、行为和兴趣活动刻板等；

√ 儿童情绪障碍：主要有分离性焦虑障碍、恐怖性焦虑障碍、社交障碍、同胞竞争障碍等；

√ 多动性障碍：表现为注意力缺陷，活动过度和易冲动，常伴有学习困难等。

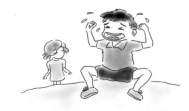

如何预防儿童心理、行为问题？

主要预防方法有监测遗传性疾病、做好围生期保健、陪伴儿童成长、关注儿童行为和心理上的变化。

发现儿童有心理或行为问题时怎么办？

及时前往医院儿科、心理科就诊；

给予患儿充分的尊重、理解，既不歧视，也不过度关注；

无条件地接纳孩子的情绪，有条件地接纳孩子的行为。

54

健康素养第 54 条

青少年处于身心发展的关键时期,要培养健康的行为生活方式,预防近视、超重与肥胖,避免网络成瘾和过早的性行为

● 青少年是哪一阶段？

青少年是指人类发育过程中的一段时间,也是介于童年与成年之间的一段时间。在这段时期,他们会经历一段青春期,也就是性成熟的过程。

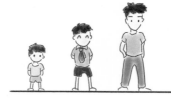

● 青春期有哪些特征？

青春期的特征:身高和体重加速增长,出现性发育和性成熟,开始认识和探索世界,会形成自己的人生观、价值观和世界观。

● 青少年时期不健康的生活方式,你中招了吗？

沉迷数码产品和网络、缺乏体育锻炼、有病不求医、不吃早餐、不愿与家人交流、熬夜、相互之间攀比。

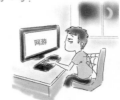

● 如何预防近视？

√ 保证光线充足;
√ 改善近距离用眼;
√ 缩短用眼时间;
√ 增加户外运动时间,减少蓝光辐射(电脑、电视、数码产品)。

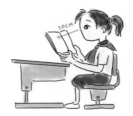

如何预防超重和肥胖？

通过合理饮食和增加体育锻炼来控制体重。

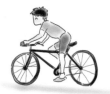

如何避免网络成瘾？

网络成瘾会削弱青少年的思考力、创造力、想象力,会削弱其情感交流、独立生活的能力;

因此,家长应限制孩子的上网时间,鼓励其多阅读书籍和进行体育锻炼。

过早性行为的危害有哪些？

过早性行为,可增加患性病的风险;
影响日常学习和生活;
易引起性心理障碍。

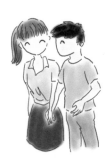

如何避免过早性行为？

进行生理卫生知识的教育和性法律知识的传授，使青少年形成正确的性价值观。

如何培养青少年健康的生活方式？

合理安排膳食;
坚持体育锻炼;
作息时间规律;
交好友,读好书。

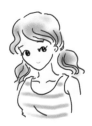

健康素养第 55 条

关注健康信息，能够获取、理解、甄别、应用健康信息

什么是健康信息？

健康信息包括：

√ 健康档案信息（就诊记录、健康体检）；

√ 健康教育信息。

如何获取健康教育信息？

常见渠道有政府机构（如国家卫健委、中国疾控中心）和医疗机构（如公立医院官网及公众号）的科普文章，以及中华医学会及权威医疗媒体的科普文章。

如何识别虚假健康信息

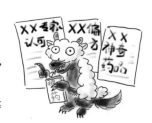

看相关健康信息平台是否权威；

看信息中是否宣称包治百病；

看信息中是否含"治愈""偏方""治病绝招"等字眼；

看信息中是否宣称高血压、糖尿病、肿瘤等慢性病无须服药；

充分认识到：保健品不是药品。

如何应用健康信息？

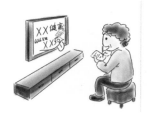

日常生活中，要有意识地关注健康信息，用获取的正确健康信息指导生活。对健康知识多思考，不轻信、不盲从。

健康素养第 56 条

能看懂食品、药品、保健品的标签和说明书

● 如何区别药品、食品和保健品？

药品在包装上能够看到批准文号："国药准字 H 或 Z.S.J.B.F+8 位数字"；
食品的包装上标示有"食品生产许可证号"，均以 QS、SC 开头，后面加
12 位流水号；
保健品在包装上能够看到国家药监局的批准文号：国食健、卫食健字。

● 如何查看药品的标签和说明书？

看批准文号，是否有国药准字标识；看生产日期、保质期；看用法用量、适
应证和禁忌证；看不良反应、副作用。注意：处方药缩写为 RX，需在医师
指导下使用；非处方药缩写为 OTC。

● 如何查看食品的标签和说明书？

看批准文号，是否有 QS、SC 标识；
看生产日期、保质期；
看食品的配料和营养成分。

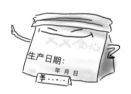

● 如何查看保健品的标签和说明书？

看批准文号，是否有国食健、卫食健字标识；
看生产日期、保质期；
看是否标有适宜人群、不适宜人群。

● 如何查询是否为合格药品、食品和保健品？

登录国家食品药品监督管理总局数据库(http://www.sfda.gov.cn/WS01/
CL0001/)，可以查询我国所有的药品、食品和保健品。

健康素养第 57 条

会识别常见的危险标识,如高压、易燃、剧毒、放射性、生物安全等,远离危险物

● **为什么要设立危险标识?**

危险标识是由图形符号、安全色、几何形状(边框)或文字构成,用来警示工作场所或周围环境的危险状况的一类标志,可以指导人们采取合理行为,预防危险,避免事故的发生。

危险标识

● **常见标识的具体意义是什么?**

禁止标志(40 种):禁止人们的不安全行为,基本形式是带斜杠的圆边框;
警告标志(39 种):提醒人们对周围环境引起注意,避免可能发生的危险,基本形式是正三角形边框;
指令标志(15 种):强制人们必须做出某种动作或采取防范措施,基本形式是圆形边框;
提示标志(9 种):向人们提供某种信息(如标明安全设施或场所等),基本形式是正方形边框。

● **怎样实现安全?**

安全是相对的,危险是绝对的。
认识安全标志,了解是否危险或危险类别;
监控危险源;
排查隐患,采取整改措施以消除隐患;
做好应急准备;
提高安全防范意识。

健康素养第 58 条

学会测量脉搏和腋下体温

● **怎样数脉搏？**

在安静状态下，用中间 3 个手指头触摸身体皮肤浅表部位动脉搏动处,施力,感受动脉搏动。常测量部位为手腕掌面靠近大拇指一侧的桡动脉、颈部气管两旁的颈动脉。

● **什么是正常的脉搏？**

> 正常成人在安静状态下脉搏为 60~100 次/分钟,搏动均匀、规则,间隔时间相等,脉率和心率一致。在发热、运动、紧张等生理情况下,脉搏可较平时增加,健康成人尤其是运动员脉率可低于 60 次/分钟。

● **正常人的体温是多少？**

正常人腋下体温为 36~37℃;儿童、青少年体温略高于成人,老年人体温低于青壮年,女性体温略高于男性。
腋下体温 37.3~38℃为低热,38.1~39℃为中等热度,39.1~41℃为高热,41℃以上为超高热。

● **发热了,怎么办？**

低热时,请保证休息,清淡饮食。长期低热需警惕是否患有结核、肿瘤。
中高热(尤其是小儿高热)时,应及时至医院就诊,避免发生高热惊厥。

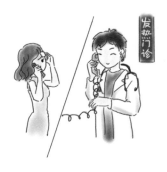

健康素养第 59 条

会正确使用安全套,减少感染艾滋病、性病的危险;防止意外怀孕

什么是性病?

各种通过性接触、类似性行为及间接接触传播的疾病,统称为性传播疾病。我国目前要求重点防治的性传播疾病有梅毒、淋病、生殖道沙眼衣原体感染、尖锐湿疣、生殖器疱疹及艾滋病。

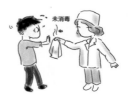

什么是艾滋病?

由人类免疫缺陷病毒引起的一种破坏人体免疫系统并威胁人类生命安全的传染病,全称为获得性免疫缺陷综合征,英文简称 AIDS。

性病的传播途径有哪些?

性接触、血液传播、母婴垂直传播、器官移植、人工授精、医源性传播,其中性传播为主要的传播途径。

在性生活中,正确使用安全套有哪些益处?

可有效、安全避孕;
可有效预防艾滋病、淋病等性传播疾病;
可预防其他通过皮肤、黏膜传播的疾病。

● 如何正确使用安全套？

使用前，检查生产日期、保质期；

性生活前，带上安全套(注意：安全套应套住整个生殖器部位)；

使用安全套时，避免精液溢出；

安全套为一次性用品，不可重复使用。

● 性病的传播途径有哪些？ 如何预防传播？

性病可以通过性接触、间接接触、血液及血液制品、母婴垂直传播、医源性传播、器官移植和人工授精等方式进行传播。在生活中，为了预防此类疾病的发生，应加强疾病预防知识的宣传，以及加强干预行为。如果发生此类疾病，应及时就医，进行正规治疗。

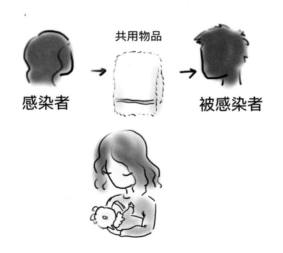

共用物品

感染者　　　　　　　被感染者

图说中国公民健康素养66条

三、基本技能

TUSHUO
ZHONGGUO GONGMIN
JIANKANG SUYANG
66TIAO

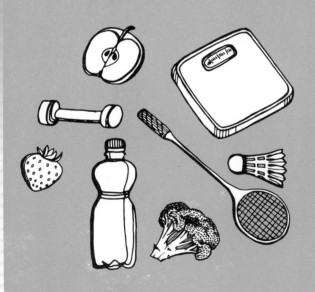

60

健康素养第 60 条

妥善存放和正确使用农药等有毒物品，谨防儿童接触

● 农药包括哪些？

根据防治对象，农药可分为杀虫剂、杀菌剂、杀螨剂、杀线虫剂、杀鼠剂、除草剂、脱叶剂、植物生长调节剂等。家庭使用的卫生杀虫剂也属于农药范畴。

● 如何正确使用农药？

首先，了解农药的性质；
使用农药时，严格按照说明书操作；
农药配制过程中，使用专用器具；
操作中注意采取防护措施。

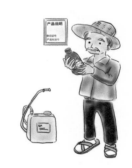

● 农药可以通过哪些途径吸收？

农药可经过皮肤、呼吸道、消化道等途径被人体吸收；
部分农药会造成机体出现不可逆的损害，甚至危及生命；
因此，在农药使用期间应关注操作人员的身体情况。

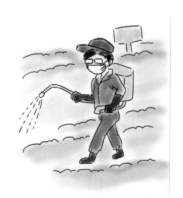

● 妥善存放农药等有毒物品。

√ 农药须安全存放在固定、不易接触的地方；
√ 不可与其他物品，尤其是食品混放，防止被误拿；
√ 不可放置于儿童可触及的地方；
√ 使用后，应拧紧瓶盖，防止成分挥发。

● 农药中毒后，应如何处理？

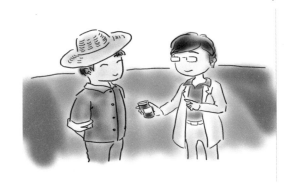

意外发生农药中毒后，不要惊慌，首先将中毒者从污染现场转移到空气流通的安全区域；
脱去被污染的衣物；
用肥皂水反复清洗被污染的皮肤、头发；
对消化道吸收的患者，在其神志清楚时可进行催吐；
若农药溅入眼睛，可用大量清水或生理盐水反复冲洗；
最后，应及时就诊。

61

健康素养第 61 条

寻求紧急医疗救助时拨打"120"，寻求健康咨询服务时拨打"12320"

● **"120"是什么？**

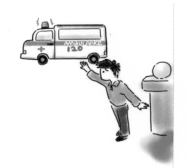

"120"又称紧急医疗救援中心电话热线，有些地区（如北京、香港）也可以拨打"999"。

● **什么情况下可以拨打"120"？**

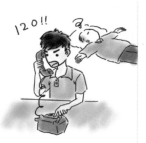

下列情况下请及时拨打"120"：

√ 出现大型突发事件时；

√ 事故紧急救援时；

√ 市民日常急救时；

√ 遇到危及生命的疾病时；

√ 发生创伤或中毒急需抢救时；

请教会您的孩子在紧急情况下拨打"120"寻求帮助。

● **接通"120"后，应该怎么办？**

镇定：首先要保持镇静；

说清楚：告知患者的性别、年龄，简明、扼要地说明患者最危重的情况，事件发生的时间、目前的状态、既往病史，以及患者所在的具体位置或附近显著的标志；

听清楚：听清楚"120"工作人员询问的问题，听从"120"工作人员的指挥。

等待"120"救助到达现场期间，我们该做什么？

准备就医所需的身份证、医保卡，随身携带手机。若患者所在地不好寻找，请安排人员到路边等候"120"急救车。

"12320"是什么？

"12320"是 2005 年卫生部在全国启用的政府公益热线电话，后正式更名为"12320"卫生热线。

什么情况下可以拨打"12320"？

"12320"受理：
√ 公众在卫生计生行业的咨询、投诉、举报、建议和表扬；
√ 群众科学就医咨询；
√ 卫生计生政策咨询；
√ 健康促进和科普知识咨询；
√ 戒烟干预服务；
√ 预约挂号等。

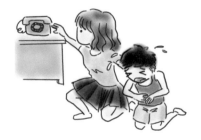

我国哪些地方开通了"12320"服务？

目前全国共有 31 个省、自治区和直辖市，272 个地级市和 2 个县级市开通、运行 "12320"；全国共有 1 314 个座席、约 800 名咨询员。目前，"12320"服务覆盖地区的人数超过 10 亿人。安徽省所有地市均已开通"12320"服务。

★TIPS：| 座席指的是呼叫中心工作台、人员和电脑服务端的设置数。

健康素养第 62 条

发生创伤，出血量较多时，应当立即止血、包扎；对怀疑骨折的伤员不要轻易搬动

● **发生创伤，出血量较多时怎么办？**

保持镇静，拨打"120"，学会止血、包扎自救。

保持沉着冷静，迅速果断地判断、评估现场→分清轻重缓急→确保自身与伤者的安全→充分利用可利用的人力、物力，以协助救护。

● **止血、包扎的方法是怎样的？**

√ 压：适用于头部、四肢的出血——用手指或手掌压迫伤口靠近心脏的一端，阻断血流，从而达到迅速和临时止血的目的。

√ 包：适用于四肢、头颈部、躯干的出血——用清洁的纱布或布料敷盖伤口，然后用绷带（或毛巾、布料、手绢等）包扎。

√ 止血带：适用于四肢的出血——上臂大出血应扎在上臂上 1/3 处，前臂或手外伤大出血应扎在上臂下 1/3 处，下肢大出血应扎在股骨中下 1/3 处。扎止血带的部位应先用纱布或毛巾等垫好，再扎止血带。

注意：止血带的使用时间应小于 1 小时，且每隔半小时松开1~5分钟，防止造成肢体缺血。

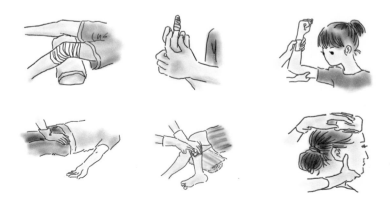

怀疑骨折时，怎么办？

对怀疑骨折的伤员，切勿随意搬动，避免二次损伤。对四肢骨折，使用小夹板临时固定，小夹板长度需超过骨折部位上下两个关节；没有固定物时，可用躯干或对侧肢体来固定。

在我们的生活中，创伤无处不在。在等待医护人员到达期间，我们每一个人都需要学习自救、互救知识。

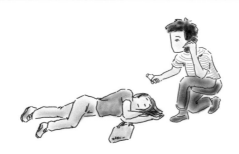

★TIPS：止血带使用注意事项：
要加垫；记录时间；每半小时缓慢放松 1~5 分钟；放松期间用手指压迫止血；布料止血带无弹性（注意：防止压迫太紧而致肢体损伤）。禁止将钢丝、绳索当作止血带使用。

63

健康素养第 63 条

遇到呼吸、心跳骤停的伤病员，会进行心肺复苏

● **什么是呼吸、心跳骤停？**

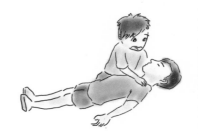

各种原因引起的心脏突然停止跳动、呼吸停止，表现为扪及不到大动脉搏动，意识丧失、呼之不应、瞳孔散大。

● **什么是心肺脑复苏？**

心肺脑复苏是指当由于各种原因导致呼吸、心搏骤停后，所采取的人工呼吸、心脏按压等抢救措施，用以减轻人体重要器官，尤其是脑部的缺血、缺氧，最终实现自主呼吸、心跳及脑功能的恢复。

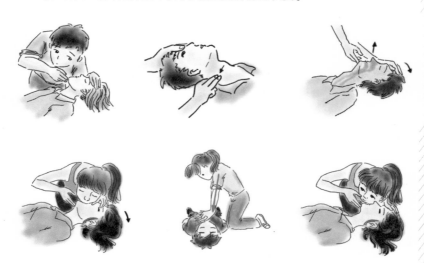

如何进行心肺复苏？

安全评估：观察环境安全，确保自身安全；必要时，安全转移伤者。

判断意识和呼吸：轻拍患者，观察有无应答、肢体有无活动、胸部有无起伏。

呼救：请人帮助拨打"120"，讲清楚现场地址和伤者情况。

检查脉搏：颈动脉检查方法——用手指中指和食指先触及气管正中部位或者男性喉结部位，左右移动 2~3 厘米，触及颈动脉是否搏动。

摆放体位：仰卧位，解开伤者上衣、腰带，暴露胸部，有利于判断呼吸情况和实施胸外按压。

胸外心脏按压：判断位置——两乳头连线中点；按压频率为每分钟 100 次左右，心脏按压 30 次进行人工呼吸 2 次。

开放呼吸道：清除口腔异物，去除假牙；仰头举颌法。

人工呼吸：捏住鼻子，正常吸气，用唇包裹住唇部，吹气直到其胸部抬起。

吹气后：松鼻、离唇，眼睛查看胸部是否复原；再重复吹气 1 次。

判断复苏效果：30 次按压与 2 次人工呼吸交替，共实施 5 组后，判断复苏效果。触及颈动脉、观察伤者呼吸情况，如果颈动脉有搏动、患者有呼吸，则提示复苏成功。(如果没有，需重复进行胸外心脏按压和人工呼吸)

整理：陪伴伤者，等待救援。

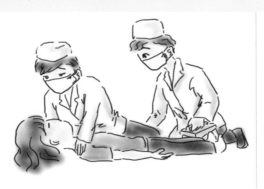

健康素养第 64 条

抢救触电者时，要首先切断电源，不要直接接触触电者

● **触电产生的原因？**

人体是导体，人体触及电压过高的带电体时，就会发生伤害，这就是触电。

● **触电后的急救原则是什么？**

首先要使触电者迅速脱离电源。在未切断电源或触电者未脱离电源时，切不可触摸触电者。

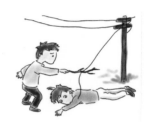

√ 拉：就近拉下电源开关，使电源断开。

√ 切：用带有可靠绝缘柄的电工钳、刀等利器切断电源。切断时，应注意防止带电导线断落而碰触周围人。

√ 挑：如果导线搭落在触电者身上或压在其身下，可用干燥的木棒、竹竿将导线挑开。

√ 拽：救护人员戴上手套或在手上包裹干燥的衣物等绝缘物品后，再拖拽触电者脱离电源。

√ 垫：如果触电者由于痉挛而致手指紧握导线或导线绕在身上，可先用干燥的木板或者橡胶，使其与大地绝缘而隔断电源的通路。

● **防止触电的技术措施有哪些？**

绝缘：使用如玻璃、橡胶、木材、塑料、布、纸等常用绝缘材料。

屏护：用遮栏、护罩、箱子等将带电体同外界隔绝开来，防止直接触电。

间距：保持人体与带电体之间的安全距离。安全距离的大小由电压高低决定。在低压工作中，最小检修距离不应小于 0.1 米。

健康素养第 65 条

发生火灾时,用湿毛巾捂住口鼻、低姿逃生;
拨打火警电话"119"

● **疏散逃生的方法具体内容有哪些?**

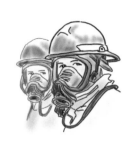

√ 逃生预演,临危不乱:熟悉自己工作、学习或居住的环境,了解逃生路径;处于陌生环境时,留心疏散通道、安全出口以及楼梯方向。

√ 通道出口,畅通无阻:保证楼梯、通道、安全出口等地畅通无阻,切不可堆放杂物或设闸上锁。

√ 扑灭小火,惠及他人:发生小火时,正确使用消防器材,及时灭火。

√ 保持镇静,明辨方向:突遇火灾,保持镇定,迅速判断危险地点和安全地点,尽快撤离险地。

√ 不入险地,不贪财物:身处险境应尽快撤离,不要因顾及贵重物品而涉险。

√ 简易防护,蒙鼻匍匐:逃生时,可采用湿毛巾捂鼻,匍匐撤离。

√ 善用通道,莫入电梯:发生火灾时,善用坚固的落水管、避雷线等滑下楼,切勿乘坐电梯。

√ 避难场所,固守待援:如无法打开房门逃生,可关紧引火的门窗,打开背火的门窗,并用湿布、湿毛巾等塞堵门缝,防止烟火呛入,不停地用水淋透房间,固守房内,直至援救人员到达现场。

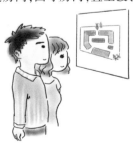

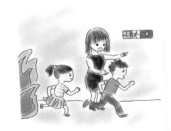

健康素养第66条

发生地震时,选择正确的避震方式,震后立即开展自救互救

正确的避震方式有哪些?

> √ 直接跑:抗震较差的建筑、楼层较低、室外避难场地相对安全,腿脚好的人群,可选择直接跑的方式;
>
> √ 先躲再跑:抗震较好的建筑、楼层高、室外避难场地相对危险,特殊人群(腿脚慢的老人、幼儿等)可选择先躲再跑的方式。

躲在哪? 怎么躲?

躲避:躲避在立柱旁边、承重墙墙角;躲避在结实的家具旁,避开悬挂物、危险品。

蹲下:蜷曲身体,降低身体重心,抓牢固定物,双手保护头部。如果有条件,可拿软性物品保护头部,并用湿毛巾捂住口鼻。

疏散时,应注意些什么?

> 不要跳楼,不要乘电梯,防止发生拥挤踩踏,不要弯腰拾物,不逆人流,上下台阶要当心。

★TIPS: 当震波过去后,先改善所处的环境(加固),寻找求生物品(水、食物);如果受了伤,用简易的办法包扎好伤口后,采用不规律的敲击的办法向外界发出求救信号。不要大喊大叫,以免浪费体力或消耗水分。

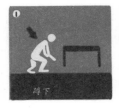
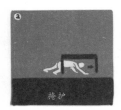
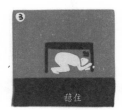